古今中医
「防治养」药食方大全

土单方

彩图版

李淳◎主编

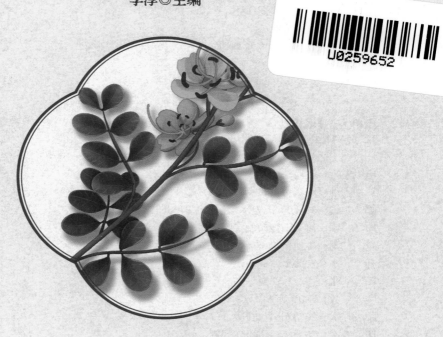

江西科学技术出版社

江西·南昌

图书在版编目（CIP）数据

土单方：彩图版 / 李淳主编 . 一 南昌：江西科学
技术出版社，2023.5
ISBN 978-7-5390-8575-3

Ⅰ . ①土… Ⅱ . ①李… Ⅲ . ①土方－汇编 Ⅳ .
① R289.2

中国国家版本馆 CIP 数据核字（2023）第 065967 号

国际互联网（Internet）地址： http://www.jxkjcbs.com
选题序号： ZK2023048

责任编辑： 万圣丹　王凯勋
责任印刷： 夏至寰

土单方：彩图版　　　　　　　　　　　　　　　　李淳　主编
TU DANFANG: CAITU BAN

出版发行：江西科学技术出版社
社　　址：南昌市蓼州街2号附1号
邮　　编：330009　　电　　话：0791-86623491
印　　刷：河北炳烁印刷有限公司
经　　销：各地新华书店
开　　本：700mm×1000mm　　1/16
印　　张：15
字　　数：180千字
版　　次：2023年5月第1版
印　　次：2023年5月第1次印刷
书　　号：ISBN 978-7-5390-8575-3
定　　价：58.00元

赣版权登字：-03-2023-65

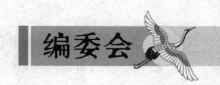

前言

中医文化博大精深，从神农尝百草，到中医经典著作《黄帝内经》面世，再到现代医学发展迅速的今天，在这浩如烟海的历史长河中，中医学"取其精华，去其糟粕，推陈出新"，得到了长足的发展和壮大。我们的祖先在反复实践中摸索、积累，总结了大量防病治病、强身健体的草药方剂，因其神奇妙用造福普罗大众，令无数中西医名家们啧啧称奇。

民间自古就有"偏方巧治病""单方一味，气死名医"等说法，偏方、土方与医院开的药方不同，它是中医理论与实践在民间应用的结晶，是中医学家行医一辈子的经验总结，家传秘方更是一个家族非常宝贵的财富。这些方子看似简单，若运用得当，不仅能治疗常见病、多发病，在疑病、难病、重病方面，也疗效显著。

中华传统医药历经数千年不衰，绝非西医、西药所能替代。偏方、单方、秘方之所以在民间享有盛誉、有口皆碑，不外乎是因为其疗效确切、方术并重、安全可靠、简便易行这四大优势。

不同于西医的是，中医除了常规治疗外，更注重"防治养"三结合，特别在未病的干预与调护方面独有所长，真正做到"预防先于治疗"。中医提倡的"未病先防、已病防变、已变防渐"等核心理念，完全切合现代民众不断提高的自我健康管理意识与价值需求。

为将那些散落在民间的古老偏方、验方和秘方公之于众，让更多人受益，我们撷英采华，精编了这套书籍：《小方子治大病》《祖传秘方》《土单方》，这三本书中所收集的方子大多来自古今医籍、文献和报刊，常被医者、患者用于临床实践中，每个方子都有成功案例。这是一套家庭必备的食疗药膳方剂大全，汇聚了国内运用广泛的、实用性强的、疗效好且无毒副作用的民间药食疗方，并根据不同科室病区分门别类，方便读者对症选方，每个方子按用药、用法、功效进行阐述，通俗易懂，简单易行，读者可以即查即用。对于基层医务人员、中医院学生、中医药爱好者，书中的偏方、验方亦有很高的参考价值。

需要说明的是，中医向来讲究辨证施治、因病施药，因人的体质不同，故书中所录方子未必适合所有人，应尊重个体生理和病理的差异性，在采用书中方子，尤其是中草药方剂时，必须配合医院的诊断并征求医生意见后再行使用。患有危重疾病的朋友更应谨慎用药，一定要及时就医，以免延误治疗。

希望这套书能成为您和家人的健康生活指南。因时间仓促，编者在写稿时难免挂一漏万，望广大读者朋友和业内同好不吝赐教，以便再版时修正。

李淳

2023 年 1 月于北京

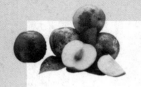

目录

第一章 内科

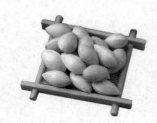

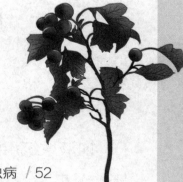

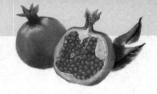

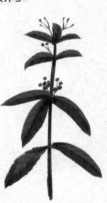
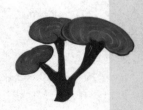

第二章 外科

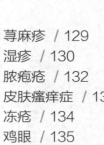

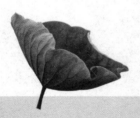

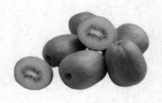

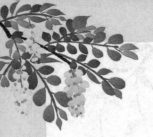

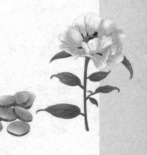
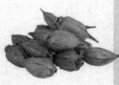

第一章 内科

呼吸道感染

上呼吸道感染是指鼻腔、咽或咽喉部的感染。上呼吸道疾病大多由病毒引起，少数由细菌引起。主要表现为鼻塞，流涕，喷嚏，咳嗽，咽痒或痛，头痛怕风，恶寒发热，四肢酸痛，全身不适等。本病属中医学"感冒""伤风"等范畴。中医一般把本病分为风寒、风热、暑湿及体虚等不同类型进行治疗。

鱼腥草汁

【用药】鲜鱼腥草 120 克。

【用法】将其捣烂绞汁，加入适量蜂蜜，分 2 次饮服，每日 1 剂。

【功用】清热解毒。治风热感冒，发热，咽痛，口干，咳嗽。

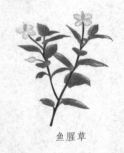

鱼腥草

生姜糖水

【用药】生姜 10~30 克。

【用法】将其捣烂，加适量红糖，水煎煮，趁热服，服后盖被取微汗出，每日 1 剂。

【功用】发汗解表。治风寒感冒，症见鼻塞流清涕，恶寒无汗。

葱白连须

【用药】葱白头连须 10~15 克。

【用法】将其洗净切细，水煎服，取汁，日 2 剂。

【功用】通阳解表。治风寒感冒初起，鼻塞流清涕，头痛，身痛，无汗。若与淡豆豉 15~30 克共煎煮饮服，可加强宣散解表的功效。或加生姜 3 片，亦可见效。

绿豆饮

【用药】绿豆 100 克。

【用法】将其洗净，水煎至豆烂，加适量白糖，调匀，随时饮用。

【功用】清热解暑。治暑湿感冒，发热头痛，口干。

生大蒜方

【用药】生大蒜 1 瓣。

【用法】将其去皮，含口中，生津则咽下，直至大蒜无味时吐掉，连续 3 瓣，即可奏效。

【功用】辛温解表，解毒杀菌。治感冒初起，鼻流清涕，风寒咳嗽。

黄酒煮荔枝肉方

【用药】荔枝肉 30 克。

【用法】将其与适量黄酒共煎煮，趁热顿服。

【功用】通神益气，消散滞气。治气虚感冒。

菊花茶

【用药】菊花 6~10 克。

【用法】将其用开水冲泡，当茶饮。

【功用】辛凉解表。治风热感冒，发热，头痛，咳嗽，咽痛。

青蒿汤

【用药】青蒿60克。

【用法】水煎服，每日1剂，分2次服。

【功用】清热解暑。治暑热感冒，发热，头痛，有汗。

穿心莲散

【用药】穿心莲适量。

【用法】将其研末，每次1克，每天3次，白开水送下。

【功用】清热解毒。治感冒发热头痛，咽喉肿痛。

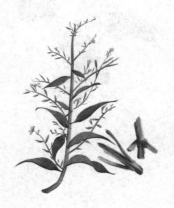

穿心莲

香薷饮

【用药】香薷30克。

【用法】开水冲泡，当茶饮。

【功用】发汗解暑。治暑热感冒，鼻塞，恶寒发热，无汗，周身酸楚。

紫苏饮

【用药】紫苏叶9~15克。

【用法】水煎服。

【功用】发散风寒。治感冒风寒，头痛，咳嗽。

马鞭草汤

【用药】马鞭草15~30克（鲜品30~60克）。

【用法】水煎，分2次服。

【功用】清热解毒。治风热感冒，流感发热，咽喉肿痛。

白芷散

【用药】白芷适量。

【用法】将其研为细末，每次3~6克，每日2~3次，开水送下。

【功用】祛风散寒，通窍止痛。治风寒感冒，前额头痛。

匙叶甘松

【用药】匙叶甘松100克。

【用法】煎汤内服，每天2次，每次50~80毫升，外用时用汤洗皮肤，每天1次，适量。熏治时用火烧，每天烟熏1~2次。

【功用】清热，祛寒，解毒，接骨排脓。治流感，高热，关节积黄水，食物中毒，久治不愈的热病，骨折。外用擦治皮肤疹子，脚气浮肿。

白檀煎

【用药】白檀10~15克。

【用法】药用花，最好为鲜品，水煎服，每日1剂，分3次服。

【功用】本方治疗因感受邪气所致高热不语，腹部冷痛，恶心呕吐，腹泻等症。

九头狮子草方

【用药】九头狮子草15克。

【用法】水煎内服，每日1剂，分3~4次服。

【功用】有退热作用。有明显感染征象者，即可配合其他药物使用。

大蒜头方

【用药】大蒜头。

【用法】当感冒流行时，每日食用。又方用10%大蒜汁滴鼻孔内，每天1次，每次2~3滴，连用2天，或取大蒜少许，用棉花裹住，交替塞入任一鼻孔内。

【功用】预防流行性感冒。

支气管炎

支气管炎多因受到细菌、病毒感染或理化因素刺激、过敏反应等所致。常以咳嗽、咳痰为主要症状。临床一般分为急性与慢性两类。一般将病程不超过 1 个月,初起有类似上呼吸道感染症状,对症处理后可治愈者称急性支气管炎;将每年发病超过 3 个月,连续 2 年或以上者称为慢性支气管炎。合并肺气肿时往往兼有气喘,气短等症状。

本病属中医学"咳嗽"范畴。急性支气管炎多为外感暴咳,其病因主要由风、寒、暑、湿、燥、火六淫之邪犯肺所致,多属实证,治宜祛邪利肺。慢性支气管炎多属内伤久咳,咳喘等证,其病因主要由肺脏虚弱,或他脏有病(如脾虚、肝火、肾虚)累及于肺所致,多属正虚,治宜扶正补虚,祛邪止咳。

车前草汤

【用药】新鲜车前草 60 克。

【用法】水煎取汁,加蜂蜜或冰糖适量服。

【功用】清肺化痰。治肺热咳嗽,痰多黏稠。

川赤匏方

【用药】川赤匏 15 克。

【用法】以果实入药,水煎服,每日 3 次,每日 1 剂。

【功用】本方是四川凉山地区彝医长期习用的方剂,汉医未载。具补气补虚、清热养阴、止咳补脑之功。主治肺热咳嗽。

款冬花茶

【用药】款冬花 10 克。

【用法】加冰糖适量,冲泡开

水频频饮服,每日 1 剂。

【功用】降逆化痰止咳。治慢性支气管炎,以肺寒咳嗽为宜。

干姜糖

【用药】干姜 90 克。

【用法】将其研末,以饴糖 500 克拌匀,盛瓷器内,炖熟,每次服 1~2 匙,含化咽津,每日 3 次,临睡时加服 1 次。

【功用】温肺散寒,燥湿化痰。治寒邪犯肺,内有伏饮,咳嗽气喘,咯痰色白清稀。

罗汉果茶

【用药】罗汉果 20 克。

【用法】将其放入杯内,开水冲泡代茶饮用,每日 2 剂。

【功用】清肺利咽,化痰止

咳。治慢性支气管炎,咳嗽痰少,咯痰不利,咽干舌燥。

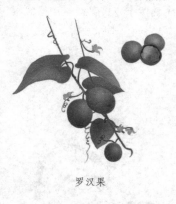

罗汉果

桑叶煎

【用药】嫩桑叶 30~60 克。

【用法】水煎服,每日 2~4 次。

【功用】疏风散热,清肺润燥。治秋燥伤肺咳嗽,痰少,咯痰不利,咽干舌燥。

半夏丸

【用药】半夏适量。

【用法】香油炒，研为末，制丸梧桐子大，每服30~50丸，姜汤送服。

【功用】燥湿化痰。治痰湿咳嗽，症见咳声重浊，痰多而黏，痰色白或灰，或伴有气喘，胸膈满闷。

橘皮饮

【用药】橘皮15克。

【用法】水煎代茶饮。

【功用】行气化痰。治慢性支气管炎属痰湿蕴肺者，症见咳嗽痰多色白，胸闷。

鱼腥草饮

【用药】新鲜鱼腥草50克。

【用法】水煎取汁，加冰糖适量服。

【功用】清热化痰。治急性支气管炎属肺热者，症见咳嗽，痰黄稠。

绞股蓝方

【用药】绞股蓝适量。

【用法】晒干研粉，每次3~6

克，吞服，每日3次；或绞股蓝15~30克，水煎服，日1剂。

【功用】清热、补虚、解毒。治疗慢性支气管炎缓解期。对属气阴两虚，症见神疲乏力、口干者尤其适宜。

杏仁糖

【用药】带皮苦杏仁（不炒熟）适量。

【用法】研碎，与等量冰糖混匀制成杏仁糖。早晚各服9克（每次不少于9克），10天为一疗程。

【功用】降气行痰，止咳平喘。治老年慢性支气管炎，咳嗽不止，痰多色白。

川贝

【用药】川贝3克。

【用法】将其研末，与蜂蜜（或冰糖）适量加水共炖服。或取梨1个，切开梨去核，把川贝末填入梨核空处后把梨对合起来，蒸食或煮水吃。

【功用】润肺化痰止咳。治肺热、咳嗽、痰黄、肺燥及阴虚咳嗽。

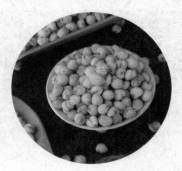

川贝

莱菔子方

【用药】莱菔子15克。

【用法】水煎，饭后服。或研末，砂糖水为丸，每次6克，含化咽津。

【功用】下气消痰，止咳平喘。治慢性气管炎痰涎壅盛、气逆喘咳属实证者。

莱菔汁

【用药】鲜莱菔（即白萝卜）适量。

【用法】将其捣烂取汁，加饴糖（或蜂蜜）适量，蒸化，缓缓咽下。

【功用】清肺顺气，润肺止咳。治肺热久咳不止。

支气管哮喘

支气管哮喘是一种由多种细胞和细胞组分参与的气道慢性炎症性疾病。气道炎症可以引起易感者不同程度的广泛的气道狭窄和可逆性气道阻塞的症状。临床表现为反复发作性喘息、呼吸困难、喉中哮鸣声、胸闷或咳嗽，可经治疗缓解或自行缓解。本病属中医学"哮证""哮喘"范畴。发作期宜祛痰利气，缓解期宜补虚扶正培本。

仙人掌蜂蜜汤

【用药】仙人掌 60~100 克。

【用法】水煎取汁，调入蜂蜜适量饮服，日 1 剂，分 2 次服。

【功用】清热解毒，行气活血。治支气管哮喘，咯痰色黄。

向日葵盘饮

【用药】向日葵盘 1~2 朵。

【用法】将其洗净，去籽，掰成块，水煎取汁，加冰糖适量顿服。

【功用】平喘。治支气管哮喘及气管炎。

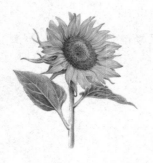

向日葵

紫皮蒜膏

【用药】紫皮大蒜 100 克。

【用法】将其剥皮，捣成泥，拌糖 200 克，加水少许，熬膏。早晚各吃 1 汤匙。

【功用】平喘。治支气管哮喘。

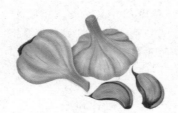

紫皮蒜

五味子膏

【用药】北五味子 500 克。

【用法】将其水浸一宿，去核，放入砂锅内，水煎取汁，将滓再煎，以无味为度，于药汁中入蜜 1500 毫升，微火熬成膏，空腹时用温开水化服 15~20 毫升。

【功用】益气敛肺，收敛固摄。治哮喘缓解期，气虚喘嗽，梦遗精。

地龙方

【用药】地龙 1 条。

【用法】取鸡蛋 1 个，打一小孔，将地龙装入，烧熟服。每天 1 次，不愈再服。或取地龙适量，将其焙干研粉，每服 3 克，温开水送下，每日 3 次，或用胶囊装吞服亦可。

【功用】清肺解痉平喘。治支气管哮喘属热者，对哮喘发作有缓解之功。

乌贼骨粉

【用药】乌贼骨适量。

【用法】将其洗净后在瓦上焙枯，研成细末。成人每天 15 克，分 2 次服，小孩每天 6 克，加红糖适量拌匀，开水送服。

【功用】收敛燥湿，平喘。治慢性哮喘。

白果饮

【用药】白果 4 个。

【用法】去壳，水煎取汁，加

适量蜂蜜调匀，每晚睡前服，连服 5 日。

【功用】敛肺定喘。治支气管哮喘，喘咳痰多，久嗽不止。

露蜂房散

【用药】露蜂房 30 克。

【用法】将其炒微黄，研细末，每日取 2 克和鸡蛋 1 枚搅拌炒食。

【功用】散风除寒，宣通肺气。《本草述》指出露蜂房能"治积痰久嗽"。

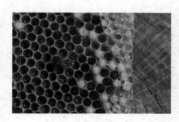

露蜂房

僵蚕散

【用药】僵蚕适量。

【用法】将其焙干研粉，每次 2 克（成人酌加），温开水或米汤送服，每日 2 次。

【功用】祛风解痉，化痰散结。治小儿支气管哮喘属热者。

五倍子煮鸡蛋

【用药】五倍子 120 克。

【用法】将其水煎 30 分钟，取汁晾凉后放入 10 个鸡蛋，浸泡 7 天后，每日早晨空腹时用麻油煎 1 个鸡蛋食用，10 天为一疗程。根据病情，可连续服用数个疗程，直至症状完全消失。

【功用】敛肺、降火、止咳。治哮喘。

核桃肉方

【用药】核桃仁连皮 30 克。

【用法】将其与冰糖少许共捣烂，开水冲服，蒸服亦可。

【功用】补肾固精，温肺定喘。治虚寒久咳气喘。对老年者尤宜。

灵芝散

【用药】灵芝适量。

【用法】焙干研粉，温开水送服，每次 1.5~3 克，每日 2 次。

【功用】益气强壮，补肺益肝。治慢性支气管哮喘属肺虚者。

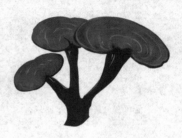

灵 芝

冬虫夏草方

【用药】冬虫夏草 15~20 克。

【用法】将其与老公鸭共炖服。或将其研末，每次 1~2 克，温开水送服或蒸鸡蛋服，每日 1 次。

【功用】补肺益肾。治慢性支气管哮喘缓解期属肺气虚或肺肾气虚者。

蛤蚧散

【用药】蛤蚧适量。

【用法】将其研末，每次 0.2 克，温开水送服，每日 1 次。

【功用】补肺益肾，纳气平喘。治慢性支气管哮喘发作期。

支气管扩张

支气管扩张是指支气管及其周围肺组织的慢性炎症损坏管壁，以致支气管扩张和变形。临床上以慢性咳嗽、大量咳痰或反复咯血为特征。本病属中医学"咳嗽""肺痈""咯血"等病症范畴。治疗以清肺化痰、凉血止血为主。

仙人掌汁

【用药】仙人掌根 100 克。

【用法】洗净，切碎，水煎取汁，加入白糖适量，饭后服，每日 1 剂。

【功用】清热止血。治肺热咯血。

槐花散

【用药】槐花适量。

【用法】将其炒黑研末，每服 6~9 克，开水送服，每日 2 次。

【功用】凉血止血。治血热所致的咯血、便血。

三七粉

【用药】三七适量。

【用法】将其研粉，每次 0.6~0.9 克，凉开水送服，每日 2~3 次。

【功用】化瘀止血。治支气管扩张症、肺结核及肺脓肿等引起的咯血，效果显著。

大黄汤

【用药】大黄（酒炒）18 克。

【用法】将其水煎取汁，饮服，每日 1 剂。服药后若大便溏泻次数多，可减少大黄用量。

【功用】清热泻火，止血。治支气管扩张属肺中实热者，症见咯血鲜红，咳嗽声嘶，胸痛胸闷，心烦易怒，大便轻度秘结，舌红苔黄，脉弦涩而数。

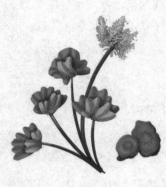

大 黄

阿胶鸡蛋饮

【用药】阿胶 6 克。

【用法】将其烊化后，加鸡蛋

清 2 个调匀服，每天 3 次。

【功用】滋阴润燥，止血。治支气管扩张咯血属阴虚肺热者，症见咯血鲜红，乏力，口干，胸中烦热，失眠，脉数。

生西瓜子方

【用药】生西瓜子 500 克。

【用法】将其洗净，水煎取汁，加冰糖适量，代茶常饮。勿间断。

【功用】清肺化痰，止血。治支气管扩张咯血属热者。

白及散

【用药】白及适量。

【用法】将其研末，每次 2~4 克，米汤或凉开水送服，每天 3 次。

【功用】收敛止血，消肿生肌。治支气管扩张咯血。

肺炎

肺炎是肺实质的炎症，多由细菌、真菌、病毒、病理化、过敏等因素引起，临床上有发热、畏寒、胸痛、咳嗽、咯痰、气促等表现。肺炎可按解剖部位分为：大叶性（肺泡性）肺炎、小叶性（支气管性）肺炎、间质性肺炎。按病因分为：细菌性肺炎，病毒性肺炎，支原体肺炎、真菌性肺炎，其他病原体及理化因素所致的肺炎。

竹沥

【用药】青竹适量。

【用法】将其置于炭火上烘烤，从无节的一端流出的即为竹沥。每次 10~20 毫升，每日 2 次。

【功用】清热化痰。治肺炎咳嗽，吐黄痰。

虎杖汤

【用药】虎杖 500 克。

【用法】加水 5000 毫升，煎至 1000 毫升，每次服 50~100 毫升，每日 2~3 次。

【功用】清热解毒。治大叶性肺炎，症见肺热咳嗽喘促，咯血，胸痛。

王不留行根汤

【用药】王不留行根 50 克。

【用法】将其洗净切碎，水煎取汁，加入适量冰糖服，每日 1 剂。

【功用】清热润肺，消肿。治肺炎初起。

黄连散

【用药】黄连适量。

【用法】将黄连晒干，研粉，每次 0.6 克，凉开水送服，每日 4~6 次。

【功用】泻火解毒。治大叶性肺炎，症见咳嗽，咯痰色黄，胸痛。

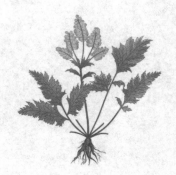

黄 连

鱼腥草汤

【用药】鱼腥草 30 克。

【用法】水煎，分 2 次服，每日 1 剂。

【功用】清热解毒。治肺炎，症见肺热咳嗽，痰黄。

黄芩汤

【用药】酒黄芩 30~60 克。

【用法】水煎服，每 8 小时 1 次，14 天为一疗程。

【功用】清肺化痰。治肺炎，症见肺热咳嗽，痰黄。

大蒜饮

【用药】大蒜 100 克。

【用法】将其去皮捣烂后加温水 200 毫升，浸泡 4 小时，过滤取汁，每 4 小时服 10 毫升。

【功用】辛散肺气，止咳杀菌。治大叶性肺炎。

绣球花叶

【用药】绣球花叶 5~10 张。

【用法】捣烂绞汁或作煎剂，加食盐或蜂蜜调服，每日数次。

【功用】本方具有清热消炎、降火泻肺的功效。

蒲公英

【用药】蒲公英适量。

【用法】蒲公英捣碎做成丸药如花生粒大。1日3次，每次2个。口含溶化，慢慢吞下，以饭后服用为宜。亦可用此丸药粒，加鸡蛋清适量捣匀后敷于胸部。

【功用】清热解毒，本方主治肺炎。

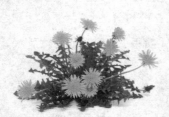

蒲公英

石莲花饮

【用药】石莲花全草120克。

【用法】加冰糖适量水煎服，1日2次，每次服60克。

【功用】清热利湿，主治肺热咳喘。治疗疗疮用本草捣烂敷，1日换2次，热病小便不通亦可用本草60~90克煎服。

射干

【用药】射干20克。

【用法】用根入药，水煎服，每日3次，每日1剂。

【功用】本方具有行气化滞、止痛、清肺热、止咳化痰之功。药理实验证明有抗感染、消炎作用。彝医常用于治疗肺炎有效。

绵大戟方

【用药】绵大戟6克。

【用法】用干绵大戟根，放在火边热灰中炮熟。取出研粉，每次用1克，与鸡蛋调匀煎服，每日服2次。

【功用】本方为纳西族民间治疗肺炎的单验方，主要适用于治疗大叶性肺炎。

鱼腥草方

【用药】鱼腥草30克。

【用法】水煎服，每日1剂，分3次服。

【功用】本方具有清热解毒，止咳的功能，主治肺炎。也可用治感冒咳嗽。

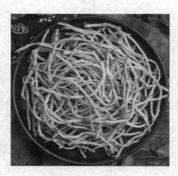

鱼腥草

肺脓肿

　　肺脓肿是由多种病因所引起的肺组织化脓性病变，早期为化脓性炎症，继而坏死形成脓肿，临床以高热、咳嗽和咳大量脓臭痰为特征。本病属中医学"肺痈"范畴。治疗以清热解毒、化瘀排脓为方法，结合病程，分别按初期、成痈期、溃脓期、恢复期的不同症状进行处理。一般来说，初期治以清肺散邪为主；成痈期宜清热解毒，化瘀消痈；溃脓期应排脓解毒；恢复期以益气养阴为主。

薏苡根饮

【用药】鲜薏苡根 30~60 克。

【用法】将其洗净，榨汁，炖热服，每日 3 次。

【功用】清热排脓。治肺痈咳吐脓血。

一枝黄花猪肺汤

【用药】一枝黄花 15 克（鲜品 30 克）。

【用法】将其与猪肺 1 具，加水炖煮，服汤食猪肺，每日 1 剂。

【功用】清热解毒，行血止痛。治肺痈，症见咳吐脓痰腥臭。

芦根汤

【用药】干芦根 300 克。

【用法】将其用文火煎 2 次，取汁约 600 毫升，分 3 次服完，1~3 个月为一疗程。

【功用】清透肺热，祛痰排脓。治肺脓肿，咯唾脓痰，口渴喜饮。

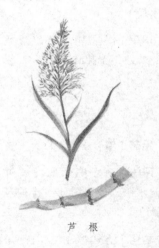

芦　根

鱼腥草饮

【用药】鲜鱼腥草 100 克。

【用法】将其捣烂取汁，用热豆浆冲服，每日 2 次。

【功用】清热解毒。治肺痈，咯唾脓痰。该方在初服时可有泛恶感觉，但能促使患者排出大量脓痰。如连服几次，泛恶感消失，症状亦随之缓解。

生黄芪散

【用药】生黄芪 60 克。

【用法】将其研细末，每次 6 克，水煎温服，每日 2~3 次。

【功用】补肺托毒排脓。治肺痈溃后脓毒未尽，体弱气虚者。

蒲公英猪肉汤

【用药】蒲公英 250 克。

【用法】取猪瘦肉 250 克，煨好后入蒲公英同煮约 2 小时，食肉饮汤（不放盐），日 1 剂。

【功用】清热解毒。治肺痈初起，发热，咳嗽，痰黄。

肺结核

肺结核是由结核分枝杆菌所引起的慢性呼吸道传染病。临床主要表现为咳嗽、咯血、潮热、盗汗，身体逐渐消瘦。本病属中医学"肺痨""痨瘵"范畴。治疗应以补虚培元、抗结核为原则，以滋阴为主，火旺者兼以清火，合并气虚、阳虚者宜同时兼顾。

白及散

【用药】白及150克。

【用法】焙干，研细末，每次3~6克，每日3次。饭后温开水送服。

【功用】收敛止血，消痈敛疮，治肺结核。

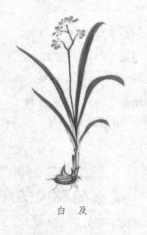

白 及

大蓟根方

【用药】干大蓟根100克。

【用法】水煎，分2次口服，每剂加猪瘦肉30~60克或猪肺30克同煎更好，连服3个月为一疗程。

【功用】祛瘀消痈。治肺结核。

蚕蛹散

【用药】蚕蛹适量。

【用法】焙干，研为细末，每次3~5克，每日2次，温开水送下。

【功用】促进肺结核病灶钙化。适用于肺结核。

小蓟饮

【用药】新鲜小蓟100克。

【用法】洗净捣烂取汁，冲开水服，或水煎4~5沸取汤饮之。

【功用】清热凉血，消肿解毒。治肺结核，咳嗽咯血。

仙鹤草饮

【用药】鲜仙鹤草30克（干品9克）。

【用法】加冷开水1碗搅拌，榨取汁液，再加入白糖60克，顿服。

【功用】化瘀止血。治肺痨咯血。

黄精汤

【用药】黄精15~30克。

【用法】水煎服或炖猪肉食。

【功用】补中益气，润心肺。治肺结核恢复期，病后体虚，症见干咳无痰，潮热盗汗，神疲乏力，口干舌燥等。

大黄丸

【用药】生大黄适量。

【用法】研细末，水泛为丸，每次2克，口服1~2次。

【功用】清热泻火、止血。治肺结核大量咯血或长期小量咳嗽咯血用其他方法治疗无效者。

全蝎散

【用药】全蝎120只。

【用法】焙干，研为细末，每次0.6克，每日2次，开水冲服，45天为一疗程。

【功用】解毒散结。治肺结核。

百部膏

【用药】百部 500 克。

【用法】加水 4000 毫升煎膏。每次 1 匙，每日 2 次，连服 15 日。

【功用】润肺止咳。治肺结核咳嗽。

白果饮

【用药】白果仁 10 克。

【用法】加水煮熟，加砂糖或蜂蜜，连汤食，常服用。

【功用】敛肺定喘。治肺结核咳嗽。

童便方

【用药】新鲜童便 1 盏。

【用法】服用，每日 3 次。

【功用】滋阴降火，止血消瘀。治肺结核咯血。

蜈蚣散

【用药】蜈蚣 3 条。

【用法】去头足焙干，研末，每日 3 次分服。

【功用】解毒散结。治空洞型肺结核。

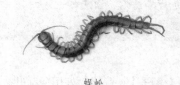

蜈蚣

阿胶方

【用药】阿胶适量。

【用法】研成细末，每次 20~30 克，每日 2~3 次，温开水送服，或熬成糊状饮服。

【功用】滋阴润燥，补血止血。治肺结核咯血，对阴虚肺燥者尤宜。

金线莲瘦肉汤

【用药】鲜金线莲 30 克（干品 3 克）。

【用法】与猪瘦肉适量共炖，饮汤食肉。

【功用】凉血固肺，消炎解毒。治肺结核。此为闽南地区常用中草药验方。

一枝黄花汤

【用药】一枝黄花 60 克。

【用法】加冰糖适量水煎，分 2 次服，每日 1 剂。

【功用】清热解毒，行血止痛。治肺结核咯血。

山药汤

【用药】生山药 120 克。

【用法】水煎当茶频饮。

【功用】补脾，养肺，益肾。治肺结核属脾肺两虚或肺肾两虚者，可作为肺结核病人的辅助疗法。

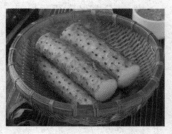

山药

麻疹

麻疹是由麻疹病毒起的急性传染病。全年均可发病，但以冬春季节为发病高峰。以儿童居多。临床上以发热、咳嗽、流涕、眼结膜充血、皮肤红色疹点为特征。本病属中医学"麻疹"范畴。麻疹病程一般分为疹前期、出疹期、疹回期三个阶段。可选用透表、清热、解毒、养阴等治法。

甜酒酿

【用药】甜酒酿60克。

【用法】榨汁，隔水炖温服，服后被盖卧，使其微汗。

【功用】透发麻疹。治麻疹应出不出，或疹出不透者。甜酒酿能透发白面麻疹（患儿面色苍白，两颧不红）。酒酿甘温，能温暖气血，助消化，和脾胃，使血液温暖，麻疹透达。

芦苇根汤

【用药】鲜芦苇根30~60克。

【用法】水煎取汁、分次频服。

【功用】辛凉透达，生津止渴。为麻疹调理良药。可用于麻疹各期。

金银花汤

【用药】金银花适量。

【用法】炖汤服。外用薄荷叶揉细嫩，调菜油搓患处。

【功用】清热解毒。治疹后全身发毒痒痛。

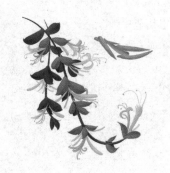

金银花

一枝黄花汤

【用药】一枝黄花9克。

【用法】水煎，分2~3次服，连服2日。

【功用】清热解毒。治麻疹不出或出而不透。

白茅根饮

【用药】白茅根120克。

【用法】水煎取汁饮。

【功用】辛凉透达，生津止渴。治麻疹透后身热不退。为麻疹调理良药。因其又能利小便、清肺泄热，对麻疹并发肺炎喘嗽之逆证且津伤者，亦有较好疗效。

胡荽方

【用药】胡荽（即香菜）9克。

【用法】水煎，每日1剂，随时饮用，也可取胡荽500克，放入烧开的水中煮1~2沸，将水置于小盆内，先熏后洗手足。

【功用】发表透疹。治麻疹隐隐不出或疹出不透，无并发症者。为治麻疹初期透发不畅的常用单方。此法用1~5次后其疹即出。

咯血

　　咯血是指喉部以下的呼吸器官出血，经咳嗽动作从口腔排出。咯血首先须与口腔、咽、鼻出血鉴别。口腔与咽部出血易观察到局部出血灶。鼻腔出血多从前鼻孔流出，常在鼻中隔前下方发现出血灶，诊断较易。有时鼻腔后部出血量较多，可被误诊为咯血，如用鼻咽镜检查见血液从后鼻孔沿咽壁下流，即可确诊。大量咯血还须与呕血（上消化道出血）相鉴别。前者常有肺结核、支气管扩张、肺癌、心脏病等病史，出血前有咳嗽、喉部痒感、胸闷感，咯出血液为鲜红色，混有泡沫痰，一般无柏油样便；后者常有消化性溃疡、肝硬化等病史，出血前有上腹部不适、恶心呕吐等症状，呕出血液为棕黑色或暗红色，有时为鲜红色，混有食物残渣、胃液，有柏油样便，可在呕血停止后仍持续数天。

柳花方

【用药】柳花适量。

【用法】将柳花用文火炒干，研细末内服，每日3次，每次4克，用煮米汤冲服。

【功用】本方治肺病吐血，无副作用，可作食用。

白山茶花方

【用药】白山茶花30克。

【用法】水煎加糖服，连服1周。

【功用】主治劳伤咯血、刀伤出血等。

槐花方

【用药】槐花45克。

【用法】炒黑或烧存性，研末，每次服6~9克，开水冲服。

又方①治咯血失音，槐花晒干，泡茶饮。②鲜槐角（成熟者佳）1千克，加水熬成膏，每次服15克，1日2次，治肺病咯血。

【功用】清热、止血。

琉璃草方

【用药】琉璃草100克。

【用法】以琉璃草100克泡500毫升酒，每日3次，每次服25毫升。

【功用】本方功在清肺化痰、止血生肌、止咳。主治劳伤咯血、刀伤出血等，疗效显著。

鲜大蓟方

【用药】鲜大蓟500克。

【用法】捣烂，用白布包好，榨取药汁（如无鲜者，可用干的30克，研成细末代）。

加白糖适量，冷开水送服。轻者1剂，重者数剂。孕妇忌用。

【功用】对咯血、衄血、尿血、便血、九窍出血均可适用。

地榆方

【用药】地榆30克。

【用法】水煎分4次凉服。

【功用】本方亦治胃出血。又方治咯血用地榆、甘草各12克，煎水200毫升，分2次服。

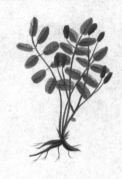

地榆

马勃方

【用药】马勃（研末）适量。

【用法】每次服 3 克，开水送服。

【功用】清热，止血。主治咯血。

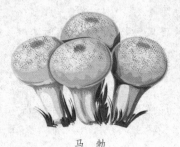

马 勃

芥菜饮

【用药】鲜芥菜梗适量。

【用法】捣汁，冲开水徐徐饮下。如无鲜者，可用干者水煎服。又方用鲜芥菜叶 1 握，捣汁 1 小杯，冲开水服下。

【功用】解毒消肿，治肺出血。

百草霜方

【用药】百草霜 9 克。

【用法】加水适量煎取 1 小碗，澄清，1 次或分 2 次服完。

【功用】本方治疗咽炎、扁桃体炎、慢性咳嗽、咯血，均有良好效果。

血余炭方

【用药】血余炭适量。

【用法】研极细末，每次服 3~6 克，开水调服。

【功用】止血化瘀，主治咯血。

陈棕榈皮方

【用药】陈棕榈皮。

【用法】烧存性，研细末，每次服 9 克，温开水送下，患儿酌减。

【功用】收敛止血，治咳嗽吐血。

茜草根方

【用药】茜草根 15~24 克。

【用法】水煎服。如无瘀滞者勿服。又方用茜草 500 克，研细末，入生蜜 1000 克和为膏，每日蒸晒 1 次，九蒸九晒，每日清晨服 2~3 汤匙，水冲服。

【功用】凉血止血，治肺出血。

桂圆核方

【用药】桂圆核适量（煅炭，研细）。

【用法】内服。外用可止血。

【功用】止血理气，治咯血。

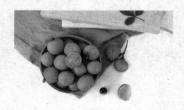

桂 圆

旱莲草方

【用药】旱莲草 30 克。

【用法】鲜品洗净切细，水煎内服，每日 3 次，每次 1 剂。

【功用】本方治疗急性呼吸道出血效果满意，连服无毒副作用，止血后可停药。

莲藕方

【用药】藕 15~30 克。

【用法】水煎服。

又方治咳嗽吐血，藕节 9 个，冬桑叶、白茅根（去心）各 15 克，水煎代茶饮。

【功用】清热凉血。

黄疸

　　黄疸是由于胆红素代谢障碍而引起血清内胆红素浓度升高所致。临床上表现为巩膜、黏膜、皮肤及其他组织被染成黄色。因巩膜含有较多的弹性硬蛋白，与胆红素有较强的亲和力，故黄疸患者巩膜黄染常先于黏膜、皮肤而首先被察觉。

茵陈饮

【用药】茵陈 12~30 克。

【用法】水煎浓汁，1 日 2~3 次分服。

【功用】主治黄疸及水肿。忌食荤腥。

鲜白茅根水煎

【用药】鲜白茅根 60 克。

【用法】水煎，加冰糖少许即可服用。又方①干茅根 30 克、鲜茅根 60 克，水煎服，1 日 2 次。②茅草花 15 克、冰糖 30 克，开水炖服。主治黄疸及水肿。忌食荤腥。

【功用】清热生津，可用于麻疹恢复期及出疹期。

凤尾草饮

【用药】凤尾草 30 克（1 日量）。

【用法】水煎，分 2 次服。本药用全草或根。干者用量为 30 克，鲜者可加倍。用法上有水煎（或加白酒适量同煎），或为末，以黄酒送下，或用鲜者洗净捣烂，取汁，调凉开水等量，当茶喝。

【功用】清热解毒，主治黄疸及水肿。忌食荤腥。

鲜马齿苋方

【用药】鲜马齿苋 180~360 克（1 日量）。

【用法】分 3 次水煎服。

【功用】主治黄疸及水肿。忌食荤腥。

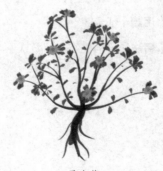

马齿苋

鲜野芹菜方

【用药】鲜野芹菜（即石龙芮）30 克。

【用法】将野芹菜杵烂，取少许贴在手脉内侧，如拇指甲大，次晨即起泡微痛，再把该泡挑破一小孔，即见有黄水流出，水流干，涂以红汞水，外用纱布、药棉包扎固定。又方①野芹菜捣烂，取少许敷于上臂外侧，敷此部位一般认为比较妥当。野芹菜一般敷贴 3~4 小时即起泡，敷贴时间不宜太久。②野芹菜烧灰，取少许凉水调敷，也能起泡。

【功用】退热退黄，主治黄疸。

苦参饮

【用药】苦参 450 克。

【用法】加水 4000 毫升，煎取 1000 毫升，过滤后，再浓缩煎成 500 毫升，为 5 日量。

每日服 100 毫升，分 3 次温服。老年无热者忌用。

【功用】本方用于治疗黄疸兼腹水。

丁香散

【用药】公丁香适量。

【用法】焙干，研极细末，每次吸入鼻内 0.3~0.6 克，流出黄水，3 日再吸 1 次。

【功用】有用本药治黄疸患者通身发黄微肿者。

生石螺方

【用药】生石螺肉 60 克。

【用法】先将适量好酒烧热，冲浸石螺肉，饮酒时加些生盐，空腹服 2 次。

【功用】主治溶血性黄疸。

土黄连方

【用药】土黄连（又名阔叶十大功劳）。

【用法】上药取尺许长、大如笔管者，锉碎，熬水约 7.5 千克，给初生儿洗澡。每洗澡 1 次，即泻 1 次，泻后有消疸作用。如黄未退净，再

用 1 次，又微泻 1 次，一般情况连用 2 次。

【功用】适用于治疗胎黄（婴儿初生 1 个月内，遍身发黄，如黄疸状）。

鸡骨草饮

【用药】鸡骨草 30 克。

【用法】水煎服。或加瘦猪肉 60 克炖服，或加红枣 4 枚，水煎服亦可。

【功用】清热解毒，利湿退黄。本方用于治疗黄疸浮肿者。

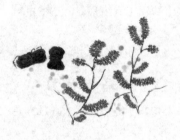

鸡骨草

郁金散

【用药】郁金 30 克。

【用法】研为极细末，每次服 1.5~3 克，1 日 3 次，温开水送下。

【功用】本方用于治疗黄疸，

右胁下剧痛者。又方治胆石症黄疸，用郁金 30 克，水煎，分 2 次服，连服数剂。

山栀子根饮

【用药】山栀子根 30 克。

【用法】水煎服，每日 1 次，饭后服。又方治小儿黄疸，用栀子花 5 朵，水煎服。

【功用】清热利湿，凉血解毒。有利于退黄疸。

青瓜蒌散

【用药】青瓜蒌 1 个。

【用法】焙干研末，1 日 3 次，每次服 6 克，开水送服。

【功用】清热涤痰，治黄疸烦渴。

枇杷叶水煎

【用药】枇杷叶（刷毛）60 克。

【用法】水煎，分 2 次服。又方干枇杷树根 120 克，水煎去渣，加入红糖适量温服，每日 1 次，连服 4 日。

【功用】清肺热，治黄疸。

呕吐

　　呕吐是胃内容物，甚至胆汁、肠液通过食道反流到口腔，并吐出的反射性动作。可分为三个阶段，即恶心、干呕和呕吐，但有些呕吐可无恶心或干呕的先兆。呕吐是临床常见症状，恶心常为呕吐的前驱感觉，也可单独出现，表现为上腹部特殊不适感。

怱状蓟方

【用药】怱状蓟20克。

【用法】以全草入药，水煎服，每日3次，每日1剂。

【功用】本方具有祛风散寒、镇逆止吐、解表之功。用于治疗胃寒、风寒感冒所致之恶心、呕吐有效。亦为彝医特有之验方。

柿饼方

【用药】柿饼1个（切碎）。

【用法】拌干饭蒸熟，连服数日。又方①柿饼烧存性，研末，每次服6克，开水送下。②干柿饼60克，捣成泥状，每次服9克，开水送服。

【功用】清热解渴，健脾涩肠，治反胃呕吐。

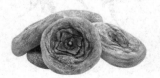

柿　饼

土半夏方

【用药】土半夏15克。

【用法】土半夏生者有毒，须用水浸泡，每日换水1~2次，尝无麻辣味为度，再用生姜汁（土半夏1000克，用生姜250克）共煮3小时，取出晒干备用。可煎水内服，每次15克，分2次服。

【功用】本方功能和胃健脾、降逆止呕，主治慢性胃炎、胃溃疡呕吐、孕期呕吐。忌用生品。

腌干菜饮

【用药】腌干菜（即毭里菜，不论芥菜、冬菜均可）15~30克。

【用法】放在茶杯内，用开水冲半茶杯候温将菜汤作2~3次饮下。

【功用】开胃生津，治疗反胃呕吐。

生姜饮

【用药】生姜。

【用法】捣汁加少许开水徐徐饮服。

【功用】主治胃寒呕吐。

丝瓜藤饮

【用药】丝瓜藤梢或叶。

【用法】煮汤服。

【功用】主治胃寒呕吐。

芭蕉花饮

【用药】芭蕉花10克。

【用法】将芭蕉花置清酒中浸泡10天后内服，每日3次，每次10毫升。

【功用】清热化痰，本方治疗恶心呕吐，服药期间，忌吃羊肉、鱼肉、鸡蛋和大蒜。

呃逆

呃逆是由某种刺激引起膈肌痉挛所致的一种临床表现。以气逆上冲，喉间呃呃连声，声短而频，连续或间断发作为特征。即可单独发生，亦常出现于胃肠神经症、胃炎、胃扩张、尿毒症，以及胃、食管手术后等急慢性疾病中。中医也称其为"呃逆"，俗称"打嗝"。轻者多可自发自止，不药而愈，重者则宜降气止呃，分寒、热、虚、实施治。若久病重病后期出现呃逆不止者，多示临床危候，需予以高度重视。

砂仁方

【用药】砂仁 2 克。

【用法】将其放入口中，慢慢细嚼，将嚼碎的药末随唾液咽下，每日 3 次。

【功用】化湿醒脾，行气止呕。治呃逆属寒湿痰气阻滞者，症见呃逆，脘闷不舒。

人参散

【用药】人参 15 克。

【用法】将其研为细末，分 3 次用温开水送服，每日 1 剂。

【功用】补脾益气。治气虚呃逆。

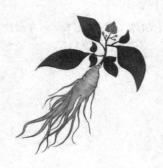

人 参

韭菜籽散

【用药】韭菜籽 100 克。

【用法】炒熟，研为细末，每次 1~3 克，温开水送下，每日 3 次。

【功用】温中下气。治顽固性呃逆。

韭菜汁

【用药】韭菜 100 克。

【用法】将其洗净，捣烂取汁，加适量酒和匀，顿服。

【功用】温中下气，通利胸膈。治顽固性呃逆。

大蒜汁

【用药】大蒜瓣 1~2 个。

【用法】将其去皮，放口中嚼烂成汁，吞服。

【功用】暖脾胃。治呃逆。轻者不必咽下即可见效。

橘皮汤

【用药】橘皮 10~30 克。

【用法】水煎服。

【功用】理气健脾，燥湿化痰，和胃止呕。治寒湿中阻，胃气上逆所致的呃逆。

枇杷叶饮

【用药】枇杷叶 30~90 克。

【用法】刷去毛，以水 2 碗，浓煎 1 碗服，渣再煎服。

【功用】和胃降逆，治疗吐逆。

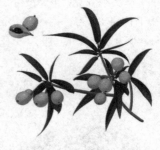

枇 杷

腹泻

　　正常人一般每日排便1次，个别人每日排便2~3次或每2~3日1次，粪便的性状正常，每日排出粪便的平均重量为150~200克，含水分为60%~75%。腹泻是一种常见症状，指排便次数明显超过平日习惯的频率，粪质稀薄，水分增加，每日排便量超过200克。

大蒜头方

【用药】大蒜头1个。

【用法】将大蒜头煨熟吃下。

【功用】本方治疗腹泻，类似方很多。每次用量不等。用法有捣烂冲服；或和饭食、面条、油条之类同吃；或和红糖、烧酒同煮（或泡）服；或烧灰存性，研末水冲服。

苦瓜藤方

【用药】苦瓜藤（阴干碾细）适量。

【用法】成人每次服6~9克。又方①鲜苦瓜根30克（干9克），水煎代茶饮。②苦瓜水，口服。

【功用】清热解毒。本方治疗腹泻。

水林果根方

【用药】水林果根50克。

【用法】采其根，洗净切片晒干备用。水煎服，草果为引，每日1剂，分3次服。

【功用】本方治疗腹泻，疗效显著。

炮姜方

【用药】炮姜30克。

【用法】捣烂贴于脐上，盖过丹田穴（约长8厘米、宽3厘米）用布包扎1~2小时。

【功用】温中止痛。此方适用于治疗寒泻。

苏叶饮

【用药】苏叶7片。

【用法】水煎以红糖6克冲服。

【功用】解表散寒。此方适用于治疗寒泻。

沙枣方

【用药】沙枣80枚。

【用法】洗净、捣烂、顿服。每日2次，每次30克。

【功用】沙枣有收敛止泻、滋补作用，对消化不良性腹泻，尤以小儿效果更佳。

益智仁方

【用药】益智仁60克。

【用法】白面裹，煨为末。另用土炒白术煨肉果，煎汤下，每次服9克。

【功用】健脾止泻、温肾固摄。此方适用于治疗寒泻。又方益智仁30克，煎浓汁服。

车前子方

【用药】车前子（微炒）30克。

【用法】研为细末，清米饮调服。又方治腹痛泄泻。艾叶1握，车前叶1握（阴干）。将二叶强切，用水2盏，煎至1盏，去渣入姜汁，再煎一沸，稍热服立愈。

【功用】主治暴泄注下。某人泄泻，日夜无度，诸药不效，服上药立愈。

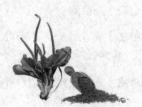

车前草、车前子

松香末

【用药】松香末 3 克。

【用法】敷脐上用膏药盖贴。

【功用】祛风燥湿。此方适用于治疗寒泻。

板栗刺饮

【用药】板栗刺适量。

【用法】水煎服，1 日 3 次。

【功用】本方适用于治疗水泻。

核桃米方

【用药】核桃米 1 把。

【用法】加红糖适量同炒成炭，水煎服。

【功用】本方适用于治疗水泻。

柏树油饮

【用药】柏树油 15 克。

【用法】水煎，分 3~4 次服。

【功用】本方适用于治疗水泻。

油茵陈饮

【用药】油茵陈。

【用法】成人 15 克，小儿 6 克，水煎服。

【功用】本方适用于治疗水泻。

棕榈子散

【用药】棕榈子 3 克。

【用法】晒干，研为细末，1 日 3 次，口服。

【功用】本方有温中散寒，收敛固本，消炎杀虫之功用。用于治疗消化不良引起的单纯性腹泻和细菌所致的肠炎、痢疾效果均满意。

石榴皮方

【用药】石榴皮适量。

【用法】研末，每早晨服 6 克，白汤下。

【功用】石榴皮一般用以治久泻。同类方较多，用法尚有以下各种用药：①石榴皮 4 个，煅黄研末，分 3 日服。治久泻。②石榴皮煅存性为末，每次服 6 克。治水泻不止。③石榴皮 15~30 克，加红糖适量，水煎服。治脾虚腹泻。④酸石榴 1 个，煅存性，为末，1 日服完。治肠滑久泻。⑤白石榴花 5 朵水煎服。治久泻不止。

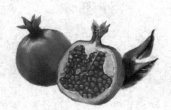

石 榴

黄鳝方

【用药】黄鳝 100 克。

【用法】将黄鳝去内脏，切段炖服，每日 1 次。

【功用】此方用于调理肠胃，补肝益肺，治疗腹泻患者，2~3 日即愈。

樟木方

【用药】樟木（干者）21 克。

【用法】水煎服。渣再煎，1 日 2 次。又方①樟柴 30 克，切片，加盐少许，水煎服。②樟树子 30 克，炒干研末，1 日 1 次，每次服 3 克。患儿酌减。

【功用】消炎杀菌，治疗腹泻。

地榆饮

【用药】地榆 15 克。

【用法】水煎，分 2 次服。

【功用】清热解毒，抗感染，消炎。治疗腹泻。

便血

便血是指血液从肛门排出，大便带血或全为血便，颜色呈鲜红、暗红或柏油样的一种消化道症状。便血一般见于下消化道出血，特别是结肠与直肠的出血，但偶尔可见上消化道出血。便血的颜色取决于消化道出血的部位、出血量与血液在肠道停留的时间。

黑木耳方

【用药】黑木耳 15 克。

【用法】烫熟加糖 1 撮，早、晚各服 1 次，连服 5 日。

【功用】养胃润肠，补气益血。治疗便血。

木棉子方

【用药】木棉子 30~40 粒。

【用法】将木棉子摘去壳取肉，入锅内炒黄，不可令焦，水煎服，1 日 1 次。又方木棉花 20 朵加红糖适量，水煎服。

【功用】解毒止血，治疗便血。

侧柏叶方

【用药】侧柏叶。

【用法】炒成炭，研成末，每日米汤调服 6~15 克。又方①青扁柏打汁 1 小杯，加黄酒冲服。②侧柏子 9 克，水煎服。③扁柏 90 克，加糖少许，水煎服。

【功用】凉血止血，治疗便血。

木瓜方

【用药】木瓜（研细）6 克。

【用法】上药为 1 次量。先用白开水将蜂蜜溶解，再加入木瓜面冲服，每日早、晚各服 1 次，连续服用。

【功用】健脾消食，用于治疗大便下血。

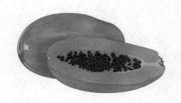

木 瓜

椿皮方

【用药】椿皮 60 克。

【用法】水煎服。患儿酌用。又方①椿皮、酒各 120 克，陈醋 250 克，红糖 120 克，水煎服。②蜜炙椿皮炭 45 克、水 1 碗，煎至八分碗，早晚服。治大便经常下血，久痢便血。③椿皮为细面，1 日 2 次，早晚用白水或酒、醋为引服下，

每次服 9 克。④椿根皮 12 克，用砂锅焙椿根皮成酱色，研为细末，炼蜜为丸，每丸重 9 克，早晚服 1 丸。

【功用】清热燥湿，止血止泻。治疗便血。

珠芽蓼根茎方

【用药】珠芽蓼根茎 6 克。

【用法】除去须根及腐朽变黑者，研细粉，温开水送服，每次 6 克，每日 2 次。

【功用】红三七有收敛止血作用。本方治疗肠胃系统出血、便血。长期服用无毒副作用。

五倍子方

【用药】五倍子 3 克。

【用法】研末，艾叶煎汤调服。又方五倍子 60 克，研末炼蜜为丸，早晚各吞服 6 克。

【功用】涩肠止泻，敛汗止血。对下痢出血有效。

白鸡冠花方

【用药】白鸡冠花（带籽，炒）15克。

【用法】水煎服。又方鸡冠花2朵，浓煎，食前服，连服3天，1日3次。

【功用】收敛止血，可治便血。

地榆炭饮

【用药】地榆炭60克。

【用法】水煎服2次。又方①地榆炭为末，每次服6~9克，1日2次。治大便下血。②生地榆250克，研为细末，早晚用米汤冲服，每次服9克。③地榆30克，水煎灌肠用。

【功用】凉血止血，解毒敛疮。可治便血。

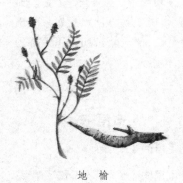

地榆

旱莲草方

【用药】旱莲草。

【用法】瓦上焙干研末，每次服6克，粥汤送下。又方用旱莲草（又名墨斗草）18克，水煎，加入黄酒少许，分2次服。治便血尿血。

【功用】凉血止血，治疗便血。

豆腐渣

【用药】豆腐渣。

【用法】豆腐渣放入锅内炒黄至能研末为度。如血紫者用白糖调服，红者用黄砂糖调服。每日3次，饭前服下。

【功用】解毒，凉血。主治肠风下血。

丝瓜藤方

【用药】丝瓜藤适量。

【用法】丝瓜藤烧存性研末后，酒冲服，另用蚕豆叶1把，捣烂去渣，每天服1碗，连服3~4天。又方①将丝瓜藤90克，放瓦上烧存性，研细末，拌入蜜糖少许，1次服下。②经霜丝瓜1支，烧存性为末，空腹时用酒送服6克。治肠风下血。

【功用】舒筋活络，凉血解毒。治肠风下血。

黄鳝鱼方

【用药】黄鳝鱼1条。

【用法】黄鳝鱼烧熟晒干研面。上药分3次服完，黄糖开水送下。

【功用】润肠止血，主治大便下血。

刘寄奴方

【用药】刘寄奴30克。

【用法】为末，茶水调服，每次服9克，1日2次，早晚服，患儿酌减。

【功用】此方破血通经。可治大便下血，亦治小便出血。

芭蕉叶方

【用药】芭蕉叶适量。

【用法】将芭蕉叶研末，温开水送服。每日3次，每次6克。

【功用】用于治疗大便带血及黑便有止血作用。对于胃、肠出血及痔疮出血有效。

腹痛

腹痛多由腹内组织或器官受到某种强烈刺激或损伤所致，也可由胸部疾病及全身性疾病所致。此外，腹痛又是一种主观感觉，腹痛的性质和强度不受病变情况和刺激程度影响。

金草饮

【用药】金草 30 克。

【用法】水煎服。痛时 1 次服。

【功用】本方治疗因吸入冷风引起脘腹扭痛，吐、泻、出汗、发热、脉速，严重者抽搐、转筋，有特效。

白芍饮

【用药】白芍 45 克。

【用法】水 2 碗煎 8 分，饭后服之有效。

【功用】缓中止痛。又方①白芍 30 克、全当归 12 克，水煎服。治腹痛。②白芍 6 克、厚朴 3 克，共研末，开水送服。治心腹冷痛。③芍药、

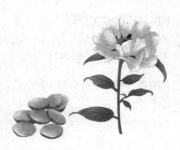

白 芍

枳实各等份，炒黄研末，每次服 6 克，开水送下。治胸腹痛。

杉木鱼方

【用药】杉木鱼 1 条。

【用法】将杉木鱼没入酒中死后，取出晾干、研末，每次 10 克，温开水送服，痛时服。

【功用】下腹气痛泛指肝气痛，胃肠气痛，疝气痛等。本方具有行气止痛的功效，止痛快。此法汉医未载，为彝医的独特经验。

野花椒方

【用药】野花椒 1.5~3 克。

【用法】将成熟的果实晒干，再将果皮与种子分开，果皮为花椒，煎水内服，每日 1~3 次。

【功用】野花椒具有温中散寒，止痛的功效，主治胃腹

冷痛、呕吐、寒湿泻痢。为西藏地区常用草药，疗效颇佳。

吴茱萸方

【用药】吴茱萸 3~6 克。

【用法】研末，口嚼开水送服。又方①吴茱萸 9 克、细辛 3 克，水煎服。②吴茱萸 9 克（研末），姜汁冲服。③吴茱萸、荜茇各 6 克，研末调开水服。

【功用】治疗腹痛。

牛膝方

【用药】牛膝 90 克。

【用法】用好烧酒 300 克浸泡，封好，熬至 60 克，饮后吐出恶物则有效。又方牛膝 60 克，水煎服。

【功用】用于治疗腹坚如石，痛如刀割者。

腹胀

腹胀，即腹部胀大或胀满不适。可以是一种主观上的感觉，感到腹部的一部分或全腹部胀满，通常伴有相关的症状，如呕吐，腹泻、嗳气等；也可以是一种客观上的检查所见。

牛胆汁

【用药】牛或猪的新鲜胆汁。

【用法】以小量冲服为宜，每次 0.25~1 毫升，1 日数次服。

【功用】主治消化不良，慢性胃炎。

嫩花椒方

【用药】嫩花椒。

【用法】泡入咸菜缸内，泡熟后当咸菜食。

【功用】多食气从上散，胀可除根。此方为辛酸两和法，能健胃杀虫。

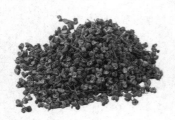

花 椒

砂仁方

【用药】砂仁 30 克。

【用法】浸入萝卜汁内，拌干研细末。每次服 4.5 克。

【功用】化湿行气，用于治疗气虚腹胀。

生姜方

【用药】姜 15 克。

【用法】以鲜根茎入药，水煎服，每日 3 次，每日 1 剂。

【功用】本方入脾胃，散风寒，止吐止泻。主治胀满、泄泻。临床治疗急性菌痢有效，彝医用于治疗腹泻，疗效肯定。

柞木方

【用药】柞木 500 克。

【用法】柞木烧灰存性，和红糖拌匀，每晨空腹服 9 克，温开水送下。

【功用】除湿，行肝络。用于治疗气虚腹胀。

观音竹方

【用药】观音竹 30 克。

【用法】水煎服。

【功用】补气润肺，主治食积腹胀。

肉桂方

【用药】肉桂适量。

【用法】研末，和饭为丸如绿豆大。每次服 1.5 克，开水送下。

【功用】本方宜用于治疗食瓜果腹胀痛者。

山楂炭方

【用药】山楂炭 24 克。

【用法】开水冲服 12 克，连服数次。又方生山楂 45 克、灯心草 4.5 克，水煎服。

【功用】健胃消食，用于治疗食积腹胀。

腹水

　　腹水系指腹腔内游离液体的过量积聚。在正常状态下腹腔内约有50毫升积液，对肠道起润滑作用。在任何病理情况下导致的腹腔内液量增加超过200毫升即称为腹水。腹水是许多疾病的一种临床表现。

鲜射干花方

【用药】鲜射干花适量。

【用法】预藏阴干，取适量水煎服。又方鲜射干根500克，捣烂取汁开水冲，分数次服。

【功用】消肿去腹水。

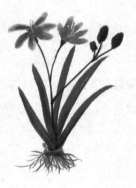

射　干

芫花方

【用药】芫花3克。

【用法】醋炙存性为末，成人0.9~1.5克。

【功用】服后泻下，有消肿作用，如未消，数日后再服，不可连服。

瘪花生方

【用药】瘪花生不拘量。

【用法】水煎服。又方花生米（连皮）、赤小豆120克，水煎服，亦可加适量糖同服。

【功用】消肿去腹水。

鲜杉树皮方

【用药】鲜杉树皮（刮去粗皮）120克。

【用法】水煎服。又方杉木节、生橘叶各250克，大腹皮、槟榔各60克，放于大罐内，加水浓煎后，取汤服1大碗。1小时后，如腹中不响不泻，再取1碗服。

【功用】利湿消肿，去腹水。

柚子皮方

【用药】柚子皮适量（煅灰存性）。

【用法】研末，冲开水服。

【功用】抗感染、消炎，去腹水。

苦参方

【用药】苦参450克。

【用法】用清水4000毫升，煎至1000毫升，过滤后，再煎缩成500毫升，分5日服，1日服3次，每次30毫升，至腹水消退为止。服药时忌盐，愈后仍忌盐30天。又方①苦参450克、赤小豆150克，先将小豆加水少许，浸至出芽后，晒干研末。苦参加水4000毫升，煎至1000毫升后，再如前法煎取2次，前后3次所煎药液3000毫升，混合文火浓缩为500毫升，将赤小豆粉和浓缩液各分为5份，每日混合服1份，服至全消为止。②苦参1000克、黑丑500克、白丑1500克，以水3000克，煎取浓汁1500克，去渣，再加适量白蜜收成膏。每日3次，每次服30克，饭前开水送下，忌食盐。

【功用】清热燥湿，本方适用于治疗腹水。

急性胃炎

急性胃炎是指多种原因引起的急性胃黏膜炎症。临床以上腹部不适、疼痛、食欲减退、恶心、呕吐为特征。病因多与酗酒、刺激性食物、寒凉刺激以及药物有关。本病以起病急、病程短、预后佳为特点，属中医学"胃痛""胃脘痛""呕吐"范畴。可选用疏肝理胃、降逆和胃、温胃散寒、清泻胃热、消食导滞等法治之。

佛手茶

【用药】佛手 6 克（鲜品 12~15 克）。

【用法】水煎服，或用开水冲泡代茶饮服。

【功用】疏肝行气，和胃止痛。治急慢性胃炎属肝胃气滞者，症见脘腹胀满，胃痛纳呆，胁痛。

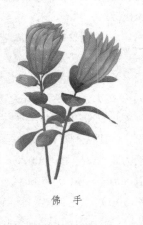

佛手

鸡内金散

【用药】鸡内金适量。

【用法】将其焙干研细末，每次 1~2 克，白糖水送服，每日 3 次。

【功用】消食健脾。治食积胃脘痛。症见胃脘胀痛，嗳腐吞酸，呕吐，消化不良。

沉香粉

【用药】沉香粉 2 克。

【用法】将其用黄酒 60 毫升煎煮，1 次顿服。

【功用】行气降逆，温中止痛。对一般胃痛均有良效，对胃寒气滞者尤其适宜。湿热及阴虚胃痛者禁用。

金橘茶

【用药】金橘饼 2~3 个。

【用法】将其用开水冲泡代茶饮服。

【功用】疏肝行气，和胃止痛，消食化痰。治肝胃气滞所引起的胃脘胀痛、胁痛、嗳气以及食滞胃痛。

枳实汤

【用药】枳实 6~9 克。

【用法】将其炒至微黄，加水煎服，每日 1 剂。

【功用】行气除痞，化痰消积。治饮食积滞或胃肠气滞所致的胃脘胀痛。

蒲公英汤

【用药】蒲公英全草 15 克。

【用法】将其水煎 2 次，入酒酿 1 匙，混合后分 3 次服完。也可将其炒黄研末，每次服 1~3 克。

【功用】清热解毒，散滞气，健胃。治急慢性胃炎、消化性溃疡有热者。

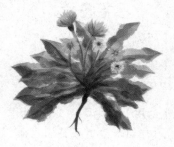

蒲公英全草

慢性胃炎

　　慢性胃炎是指不同病因引起的慢性胃黏膜炎性病变，可分为慢性浅表性胃炎、慢性萎缩性胃炎和特殊类型胃炎三类。临床上常有上腹部不适、疼痛，食欲减退、恶心、呕吐、嗳气等消化不良症状。本病属中医学"胃痛""胃脘痛""胃痞"范畴。可选用疏肝理胃、温胃散寒、清泻胃热、消食和中、化瘀通络、滋阴益胃、温补脾胃等法治之。

延胡索散

【用药】延胡索适量。

【用法】研末，每次服 2 克，每日 3 次。

【功用】活血行气止痛。治慢性胃炎属气滞血瘀者，症见胃痛，胁肋胀痛或刺痛。

蚕蛹粉

【用药】蚕蛹适量。

【用法】焙干研粉，每次 1.5~3 克，每日 2 次。

【功用】《医林纂要》说此药能"和脾胃，祛风湿，长阳气"。现用于治慢性胃炎、胃下垂，有效。

枸杞子方

【用药】宁夏枸杞子适量。

【用法】洗净，烘干，打碎分装，每日 20 克，分 2 次空腹嚼服，2 个月为一疗程。

【功用】滋阴养血。治慢性萎缩性胃炎属胃阴不足者，症见胃脘隐痛，饥不欲食，口干不思饮，苔少舌红，脉弦细。

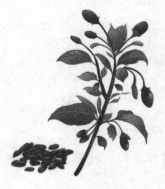

枸杞子

威灵仙汤

【用药】威灵仙 30 克。

【用法】水煎，去渣取汁，加生鸡蛋（去壳后搅匀兑入）2 个，红糖适量，共煎成蛋汤，温服。

【功用】通络止痛。治胃寒痛偏寒者，症见胃痛，嗳气呕恶，喜暖畏寒。

乌药汤

【用药】乌药 6~9 克。

【用法】水煎服。

【功用】行气散寒止痛。治慢性胃炎属寒郁气滞者，症见脘腹胀痛，胁痛。

砂仁酒

【用药】砂仁 50 克。

【用法】炒研细末，装入小布袋，用白酒 500 毫升，浸泡 15~20 天，日服 10 毫升，连服数日。

【功用】行气调中，和胃醒脾。治慢性胃炎属脾胃气滞，中焦湿阻者，症见胃脘胀痛，食欲缺乏，胃脘冷痛。

白豆蔻散

【用药】白豆蔻适量。

【用法】研末，每次3克，黄酒适量送服。

【功用】行气温中，开胃消食。治慢性胃炎属寒湿阻滞者，症见胃脘冷痛，腹胀满，呕吐，不思饮食等症。

五味子方

【用药】五味子100克。

【用法】研末冲服，每次3克，每日3次，20天为一疗程

【功用】收敛固涩，益气生津。治萎缩性胃炎。

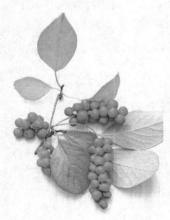

五味子

肉苁蓉散

【用药】肉苁蓉适量。

【用法】晒干研末，每次服5克，每日3次。

【功用】补肾阳，益精血，润肠道。治慢性浅表性胃炎属水亏火旺，肝气犯胃者，症见胃脘部灼热疼痛，纳少不知饥，舌质红微干，苔薄白，脉弦数。

鲜佩兰叶

【用药】鲜佩兰叶30克。

【用法】洗净泡开水代茶饮。

【功用】芳香化湿。治胃炎，消化不良。

栀子散

【用药】栀子适量。

【用法】炒焦，研末，每服3克，开水送下。

【功用】清热泻火。治慢性胃炎属热者。症见胃脘灼痛，口干，舌红苔黄，脉数。

荔枝核散

【用药】荔枝核适量。

【用法】烘干后研为细末，每次6克，黄酒或温开水送服，每日3次。

【功用】温中理气止痛。治慢性胃痛，对气滞偏寒者尤其适宜。一般用药2~4次后即可止痛或治愈。

煅牡蛎散

【用药】煅牡蛎60克。

【用法】研末，每次3克，饭前温开水送服，每日2~3次。

【功用】制酸止痛。治慢性胃炎，胃溃疡，胃酸过多，胃脘疼痛。

艾叶方

【用药】艾叶3克。

【用法】研末，向开水送下。也可用淡盐水略炒后，水煎服。

【功用】温经散寒止痛。

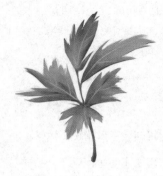

艾　叶

急性胃肠炎

急性胃肠炎是指胃肠黏膜的急性炎症，多因进食被细菌及其毒素污染的食物而引起。多在夏秋季节发病。临床表现为急性发作的上腹部疼痛、呕吐、腹泻，可出现发热、烦躁、口干，严重者可出现失水或电解质紊乱的症状，甚至出现休克。本病属中医学"呕吐""泄泻""霍乱""腹痛"等范畴。可选用清热利湿、散寒燥湿、和胃化浊、消食化滞、降逆和胃等方法治疗。

青梅方

【用药】青梅 1000~1500 克。

【用法】洗净去核，捣烂榨汁，用布滤过，以陶瓷盆盛放（禁用金属盆盛放），然后放日光下晒干，至稠厚如饴状，待冷即凝固如胶，也可放炭火上，蒸发其水分，凝固如胶后可用大口瓶装贮待用。成人每次服 3 克，患者每次服 1.5 克，1 日 3 次，均饭前服。用作治疗，用量稍加大即可。

【功用】健脾止泻，适用于治疗急性肠炎。

青梅

鲜鱼腥草方

【用药】鲜鱼腥草 120 克。

【用法】用冷开水洗净，捣烂，以温开水（可加白糖调味）送服，4 小时后见效。每 6 小时服 1 剂，连服 3 剂。

【功用】清热解毒，适用于治疗急性肠炎。

枫树叶方

【用药】枫树叶适量。

【用法】加水至平面，煎至水减半，呈绿黑色即成。每 500 克药液加入 0.45 克苯甲酸钠（先用酒精溶化）以防腐（若随煎随用，不需加防腐剂）。每次服量 1~5 岁 1.5~9 克；5~10 岁 9~15 克；10~15 岁 15~30 克；15 岁以上 30~60 克。1 日 3 次。为减少苦味，可加适量的白糖或甘草水。

【功用】祛风止痛，适用于治疗急性肠炎。

仙人掌根方

【用药】仙人掌根 60 克。

【用法】捣烂，炒热（以不会烫伤皮肤为度），敷脐周围。

【功用】清热解毒，用于治疗小儿吐泻。

食盐熨腹背

【用药】食盐适量。

【用法】炒热，用布裹熨腹背部位。

【功用】益气活血，消炎镇痛。适用于治疗急性肠炎。

萝卜叶饮

【用药】萝卜叶适量。

【用法】放瓦屋上，日晒夜露 1 个月左右，用时将它收回洗净，每次用 30~60 克，煎水代茶饮用。又方①取萝卜叶 6 克，晒干研末，开水调服。②冬季采的萝卜晒干，水煎服。

【功用】清热化痰消食，主治腹泻、水泻等。

葱白方

【用药】葱白适量。

【用法】炒热熨脐。

【功用】温中散寒，治疗肠炎。

新鲜嫩藕方

【用药】新鲜嫩藕 1~1.5 千克。

【用法】捣烂榨汁，用滚水冲服。

【功用】清热凉血，治热证绞肠疼痛。

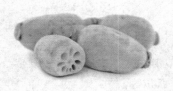

藕

艾叶方

【用药】艾叶 1 握。

【用法】艾叶放锅内加烧酒炒热，用布包熨肚脐上，冷则烘。

【功用】通经活络，祛寒补阳。治疗肠炎。

食盐方

【用药】食盐 1 小杯。

【用法】将盐放锅内炒热后，以冷水淬，取水顿服，如此 2~3 次。

【功用】杀菌消炎，治疗肠炎。

生松毛

【用药】生松毛 120 克。

【用法】捣烂，加水 500 克煎浓汁，分 2 次服。1 小时服 1 次。

【功用】清热解毒，治疗肠炎。

生麻叶方

【用药】生麻叶 120 克。

【用法】将药揉碎后开水冲，出味后服药汁。

【功用】清火利水。又方用苎麻嫩叶 12 克、生盐各 6 克，将叶洗净捣烂取汁，和盐用开水冲服，治热证绞肠疼痛。

蒲公英汤

【用药】蒲公英 60 克。

【用法】水煎 3 次。每次 10~15 分钟，取汁 1000 毫升。加少量红糖或白糖矫味，频频饮服。

【功用】清热解毒。治急性胃肠炎，腹痛、腹泻属热者。

鲜藿香叶方

【用药】鲜藿香叶 1 把。

【用法】捣汁，开水冲服。又方①藿香 30 克，水煎服。②藿香 9 克、陈皮 15 克，水煎服。③藿香、陈皮各 6 克，研细末，分 2 次开水送服，隔 2 小时服 1 次。④藿香、陈皮、香薷各 6 克，水煎服。

【功用】理气和胃，化湿止泻。可治肠炎。

大蒜饮

【用药】大蒜 9 克。

【用法】去皮，加盐适量捣烂，温开水冲服，日服 2~3 次。另用大蒜适量捣烂，外敷肚脐和足心。

【功用】解毒杀菌。治急性胃肠炎，腹痛，腹泻。本品善治因饮食不洁而致的急性腹泻。

伏龙肝汤

【用药】伏龙肝 100 克。

【用法】水煎，饮上层清水。

【功用】温中止呕。治急性胃肠炎，泄泻次数不多，呕吐恶心较重，以急性胃肠炎属中焦虚寒者尤其适宜。伏龙肝即灶中土，年份久者为佳。

消化性溃疡

消化性溃疡是指胃十二指肠等处发生的慢性溃疡。临床表现为慢性周期性并有节律性的上腹部疼痛，常伴有泛酸、嗳气、消化不良等表现。本病属中医学"胃脘痛"范畴。可选用散寒止痛、消食导滞、疏肝清中、温胃补虚、养阴益胃、化瘀和络等方法治疗。

蚤休猪肚煲

【用药】蚤休 20 克。

【用法】将其切碎，用冷水浸透，塞入洗净的猪肚内煲熟服。每隔 4 天 1 剂。一般服 3 剂，严重者服 4~5 剂即获痊愈。

【功用】清热毒，消痈肿。治消化性溃疡属热者。

吴茱萸散

【用药】吴茱萸 3~6 克。

【用法】将其研末，生姜汤送服，每日 1 剂。

【功用】温经散寒止痛。治寒气凝滞之胃脘痛，症见胃脘痛，口吐清涎，肢冷，舌淡，苔薄白，脉沉弦。

饴糖水

【用药】饴糖 1~2 匙。

【用法】温开水化服，每日 2 次。

【功用】缓中补虚，健脾和胃。治脾胃虚寒型消化性溃疡疼痛。

黑胡椒散

【用药】黑胡椒 7 粒。

【用法】研细末，取鸡蛋 1 枚，磕入碗中，与药末搅匀，用沸水将鸡蛋冲熟饮服。每日清晨空腹服 1 剂或临睡前加服 1 剂，1 个月为一疗程。

【功用】温中散寒止痛。治胃十二指肠溃疡属虚寒型者，症见胃脘痛，喜温喜按，口吐清涎，舌淡，苔薄白，脉沉弦。

延胡索散

【用药】延胡索 9 克。

【用法】研末，温酒送服，每日 1 剂。

【功用】活血行气。治胃十二指肠溃疡属气滞血瘀者，症见胃脘部钝痛或刺痛，拒按。

白芷茶

【用药】白芷 10 克。

【用法】将其加水 500 毫升，煎 20 分钟，代茶饮，每日 2~3 次，可连服 15~30 日。

【功用】悦脾土，升胃阳，除湿浊。治消化性溃疡。

肉桂粉

【用药】肉桂适量。

【用法】研细末，每次 1.5~3 克，温开水送服。

【功用】温中散寒止痛。治胃十二指肠溃疡属虚寒型者，症见胃脘冷痛，喜温喜按，口吐清涎，舌淡，苔薄白，脉沉弦。

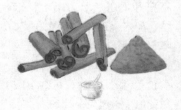

肉 桂

胃下垂

胃下垂是指人体站立时，胃的下缘达盆腔，胃小弯弧线最低点降到髂嵴连线以下。临床表现为上腹不适，饱胀或痛，食后尤甚，平卧得减，食欲不佳，恶心，嗳气，便秘等。多见于体型瘦长者。本病属中医学"胃缓"范畴。可选用补中益气、升阳举陷的方法治疗。

苍术饮

【用药】苍术 20 克。

【用法】将其用开水冲泡代茶饮服，每日 1 剂。

【功用】燥湿健脾。治胃下垂属脾虚湿阻，中气下陷者。

白术猪肚散

【用药】白术 250 克。

【用法】先将鲜猪肚 1 具洗净，正面朝外，再将用水浸透的白术放入猪肚内，两端用线扎紧，放入大瓦罐内（罐内须用洗净碎瓦片垫在底上，以免猪肚粘在罐底上），令其装满水，置火上，煮沸，将猪肚内白术取出晒干，焙枯，研成极细末，每次 3 克，每日 3 次，空腹时用米汤送下，开水亦可（猪肚可切细胳食）。服完之后，可继续按法配制。5 剂为一疗程。

【功用】养胃健脾。治胃下垂属脾胃虚弱者。轻者一疗程可愈，重症可连用 3 个疗程。

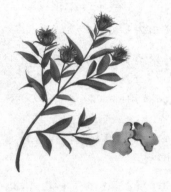

白 术

龙眼肉方

【用药】龙眼肉 120 克。

【用法】将其与猪小肚（猪膀胱）2 个同炖烂，饮汤食肉。

【功用】健脾益胃，升补中气。治脾胃虚弱所致的胃胀痛、胃下垂。

韭菜籽蜂蜜饮

【用药】韭菜籽 60 克。

【用法】捣烂，加蜂蜜 120 克，开水冲服，每日 1~2 次。

【功用】补益肝肾，壮阳固精。民间用于治胃下垂有一定疗效。

黄芪散

【用药】黄芪 500 克。

【用法】研细末，每次 10 克，饭前 1 小时吞服，每日 3 次。

【功用】健脾益胃，升补中气。治脾胃虚弱所致的胃下垂。

仙人掌方

【用药】仙人掌（或球）60 克。

【用法】去皮刺，与猪瘦肉 30 克同剁为肉泥，加水炖熟，睡前服食，每日 1 剂，30 天为一疗程。

【功用】行气活血。治胃下垂。

上消化道出血

上消化道出血是指十二指肠悬韧带以上的消化道因各种原因而引起的出血。常见的病因有：消化性溃疡、食道静脉曲张破裂、急性胃黏膜病变和上消化道肿瘤。临床上以呕血（或黑便）为特征，常伴有血容量减少，可出现休克和低血压表现。如不及时抢救，可危及生命。本病属中医学"血证""吐血""便血"范畴。可选用清胃泻火、清热平肝、凉血止血，健脾益气等方法治疗。必要时可配合输液、输血或西药止血。内科治疗无效时，应考虑外科手术疗法。

大黄粉

【用药】生大黄适量。

【用法】研粉，每次 3 克，温开水冲服，每日 3 次。

【功用】泻火凉血止血。治上消化道出血属胃热者。

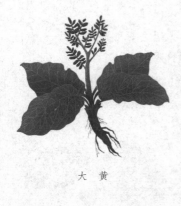

大 黄

地榆饮

【用药】生地榆 75 克。

【用法】水煎，浓缩至 200 毫升，每次服 10 毫升，每日 3 次。

【功用】凉血止血。治胃十二指肠溃疡出血属血热者。

番泻叶粉

【用药】番泻叶适量。

【用法】研粉，每次 1 克口服，每日 3 次，直至大便潜血转阴为止。

【功用】凉血止血。治上消化道出血属热者。

虎杖散

【用药】虎杖适量。

【用法】研粉，每次 4 克，每日 2~3 次。

【功用】清热止血。治上消化道出血属热者。

艾叶汤

【用药】熟艾叶 9 克。

【用法】水煎服。

【功用】温经止血。治上消化道出血属虚寒者。

侧柏叶散

【用药】侧柏叶适量。

【用法】焙干捣为末，每服 6 克，以粥饮调下，不拘时候。

【功用】清热凉血止血。治血热妄行之呕血。

煅花蕊石粉

【用药】煅花蕊石适量。

【用法】将其研成极细粉末，每次 4~8 克，每日 3 次口服。

【功用】化瘀止血。治上消化道出血、肺结核咯血、支气管扩张咯血。

胆囊炎

　　胆囊炎系因胆汁潴留或细菌感染及代谢障碍所致的胆囊炎症性疾病。有急、慢性之分，临床表现为右上腹疼痛涉及左侧肩背，进食油腻后加重或伴有嗳气、恶心欲吐等症。本病属中医学"胁痛""黄疸"范畴。可选用疏肝理气、清化湿热、利胆退黄等治法。

玉米须茶

【用药】玉米须50克。

【用法】水煎代茶饮，每日1剂。

【功用】利水通淋，促进胆汁分泌。治胆囊炎属湿热者。

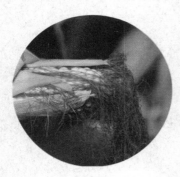

玉米须

蒲公英汤

【用药】蒲公英30~50克。

【用法】水煎服，每日2次。

【功用】清热解毒。治胆囊炎，症见胁间痛，寒热往来，便秘。

马蹄金汤

【用药】马蹄金30~120克。

【用法】水煎代茶饮。

【功用】清热除湿，利胆退黄。治急性胆囊炎，急性黄疸型肝炎。

山楂散

【用药】山楂300克。

【用法】研为细粉，每次6克，温开水冲服，每日3次。

【功用】消食健胃，行气散瘀。治慢性胆囊炎。

威灵仙汤

【用药】威灵仙30克

【用法】水煎，分2次服，10天为一疗程。

【功用】通络止痛。治慢性胆囊炎。

金钱草汤

【用药】金钱草100克。

【用法】水煎代茶饮，每日1剂。

【功用】清热化湿，利胆排石。治急性胆囊炎。

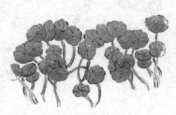

金钱草

胆石症

　　胆石症是指胆道系统内存在有结石的一类疾病。其病因可能与胆汁淤积、胆道细菌和寄生虫感染、胆固醇代谢失调有关。少数患者虽有胆道结石，但无临床症状，称为无症状性结石。多数患者有上腹部胀气、右上腹痛，可放射到肩背部，伴有恶心、呕吐。常因高脂肪饮食诱发。若合并有胆道感染，可出现发热、黄疸、胆囊区压痛。本病属中医学"胁痛""胆胀""黄疸"等范畴。可选用清热化湿、利胆排石、利胆退黄、通络止痛等方法治疗。若胆石症反复发作，内科保守治疗效果不显，如结石较大者，宜考虑外科取石的方法。

大黄粉

【用药】生大黄适量。

【用法】研粉，每次 0.6 克，饭前温水冲服，每日 3 次。

【功用】清热解毒，泻下攻积。治胆石症。

威灵仙汤

【用药】威灵仙 60 克。

【用法】水煎，早、晚分服，每日 1 剂。

【功用】通络止痛。治胆石症，对肝胆管泥沙样结石疗效显著。

虎杖饮

【用药】虎杖 30 克。

【用法】水煎服，每日 1 次。

如兼黄疸，可配合金钱草等煎服。

【功用】利湿退黄。治胆结石。

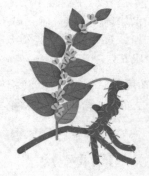

虎　杖

地龙白糖饮

【用药】鲜地龙 50 克。

【用法】洗净，加适量白糖腌渍，至糖化成汁液后取汁内服，每次 15 毫升，每日服 1 次。

【功用】清热通络。治胆结石。

金钱草汤

【用药】金钱草 50~60 克。

【用法】水煎 3 次，每次加水 1000 毫升以上，武火煮沸后改用文火煮 20~25 分钟，每日早、中、晚饭后 0.5~1 小时各服 1 煎，30 日为一疗程。

【功用】清热利胆排石。治胆石症。对肝胆管及胆总管泥沙状结石或胆道较小的结石有较好疗效。

茵陈汤

【用药】茵陈 24 克。

【用法】水煎，分 2 次服，每日 1 剂。

【功用】利湿退黄。治胆结石。

便秘

便秘是临床常见的一种症状，指大便次数减少或大便干燥难解，一般2天以上未排便，即提示有便秘存在。便秘按病因分为器质性与功能性两大类。器质性便秘是由于脏器的器质性病变所致的便秘。功能性便秘多因食物缺乏纤维素、未养成定时排便习惯、结肠运动功能失调、排便动力缺乏，精神过度紧张或抑郁以及药物影响等所致。属中医学"便秘"范畴。可选用泻热通腑、行气导滞、益气润肠、养阴增液、温肠通便等治疗方法。

决明子散

【用药】决明子30克。

【用法】研粉，每服3~6克，每日2~3次。也可加水2碗，煎至1碗，加少许蜂蜜饮服，每日1剂。

【功用】润肠通便。治老年性便秘。

核桃仁方

【用药】生核桃仁（去皮）30克。

【用法】每日2次嚼服。

【功用】润肠通便。治老年性便秘及妇女产后肠燥便秘。

番泻叶茶

【用药】番泻叶3~5克。

【用法】开水泡服，每日1次。

【功用】泻热通便。治热结便秘，口干口苦，腹胀腹痛。

大黄方

【用药】生大黄6克。

【用法】泡开水代茶饮。也可取生大黄适量，将其研碎，用黄酒拌，于铜罐中密闭，隔水加热，九蒸九晒，研为细粉，过筛，炼蜜为小丸，每服6克，温开水送下。

【功用】清滞通便。治积瘀停滞、宿食、积痰、大便燥结。

莱菔子饮

【用药】莱菔子6~10克。

【用法】开水泡液代茶饮用，或将其用文火炒黄，用温开水送服，每日2~3次。

【功用】消食除胀，降气通便。治老年性便秘、顽固性便秘。

白术汤

【用药】生白术30~60克。

【用法】水煎服，每日1剂。

【功用】健脾益气通便。治习惯性便秘。本品对便秘有良好的通便作用，能使干燥坚硬之大便变润变软而易于排出，并不引起腹泻。用于通便必须生用，且剂量宜大，服药后应多饮用开水，一般服药后8~14小时即可通便。

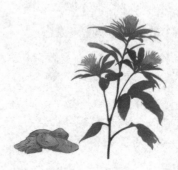

白术

蔓荆子汤

【用药】蔓荆子60~150克。

【用法】煎汤200毫升，每日

分 3 次口服。

【功用】清热润肠。治习惯性便秘。

蜂蜜饮

【用药】蜂蜜 30~60 毫升。

【用法】服用蜂蜜，每天 3 次，饭后服。本品须服至 3~7 天大便始见润畅，若坚持服用，有很好的疗效。

【功用】润肠通便。治习惯性便秘、老人和孕妇便秘属体虚津枯肠燥者。

当归汤

【用药】当归 50 克。

【用法】将当归煎浓汤，频服。

【功用】补血润燥。治血虚阴伤、大便失润之便秘。

苏子散

【用药】苏子 10 克。

【用法】炒焦碾碎，清晨空腹用蜂蜜 30 克送服，连服 10 天。

【功用】降气化痰，润肠通便。治习惯性便秘。对兼有咳嗽、咳痰者尤其适宜。

白芍汤

【用药】白芍 90 克。

【用法】煎汤频饮。

【功用】养血益阴。治老人阴分渐亏、燥气过盛、津伤便结证。

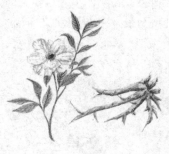

白 芍

白木耳方

【用药】白木耳 30 克。

【用法】水煎，加白糖适量，分 2~3 次服，每日 1 剂。

【功用】养血益阴。治老人阴分渐亏、燥气过盛，津伤大肠失润之"燥秘"。该方如能

连续服食数月，"燥秘"多能基本解除，同时食欲改善，食量相应增加。

熟地黄汤

【用药】熟地黄 100 克。

【用法】煎浓液 500 毫升，每晚顿服，连服 3 天。

【功用】养血益阴。治药源性便秘属阴津亏虚者。

何首乌茶

【用药】何首乌 10 克。

【用法】将其切成小碎块，置入杯内，加沸水盖严杯盖，浸泡 20 分钟左右，加蜂蜜适量代茶饮，可反复加入沸水浸泡数次，直至无味。每日上午和晚上各泡服 1 剂。

【功用】补肝肾，益精血。治习惯性便秘，症见大便数日不解，大便干结等。

车前子汤

【用药】车前子 50~100 克。

【用法】加水 500 毫升，文火熬煮 30 分钟，1 次口服。

【功用】清热通淋，治便秘。

胃脘疼痛

胃脘疼痛指凡由于脾胃受损、气血不调所引起胃脘部疼痛的病证，又称胃痛。历代中医学文献中所称的"心痛""心下痛"，多指胃痛而言。胃脘痛多由饮食不节，嗜食生冷，或忧、思、烦、恼、怒等因所致气机不畅，导致胃的病变。在临床上与胃痛是有区别的。

陈香橼方

【用药】陈香橼1个。

【用法】煎汤代茶常饮。又方①香橼果15克，炒热和酒炖服。②香橼根120克，泡酒（1000克）中，口服适量。

【功用】疏肝理气，行气止胃痛。

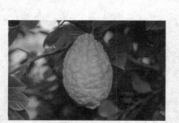

香橼

旱稗子方

【用药】旱稗子适量。

【用法】将旱稗子拔来洗干净，卷成疙瘩按在茶缸里，然后用开水泡，当茶饮，每天至少喝4次，痛甚者可喝6~7次，至少每天换1次稗子。一般患者坚持饮用2周可以减轻症状，久饮可根治。

【功用】旱稗子即旱地里长的稗子，有和胃止痛、健脾消积功效。治疗期间忌白酒、辣椒，以及不易消化的食物，如红薯、芋头等，尤其要忌食魔芋制作的食品。

杉木鱼方

【用药】杉木鱼1只。

【用法】取杉木鱼阴干，研末，痛时用温开水送服。每次2克。

【功用】本方具有镇痛解痉之功效，主要用于治疗上腹部疼痛，包括心、胆、胃等脏器的疾病。其药效较好，是彝医特有的动物药之一。

萝卜方

【用药】萝卜适量。

【用法】捣汁，每日早晨捣汁3杯，每次饭后饮1小杯。

【功用】通气润肠。又方莱菔子9克，炒为细末，开水冲服。治气积胃痛。

滚山珠方

【用药】滚山珠30克。

【用法】将滚山珠研粉，每日3次，每次0.5克，温开水送服。

【功用】该药是皖南山区特产的一种草药，为小檗科植物，药用块茎，民间用来治胃病，包括急慢性胃炎、胃溃疡的疼痛出血等症，均有明显的疗效，甚至对胃癌也有一定疗效。服用本药止痛效果快，一般服下不到半小时，胃痛就可停止，民间并认为该药止血优于三七，溃疡病服药两周后，即起到明显效果。

滇木姜子方

【用药】滇木姜子20克。

【用法】滇木姜子用水煎服，每日服 3 次，每日 1 剂。

【功用】本方具有消食化积、健胃补脾、祛风行气、止痛消胀、止吐泻的功能。彝族常用以治疗胃部疾病，如胃炎、胃溃疡、胃痛、消化不良、食积等症，效果满意，是彝医独特的经验方。

地不容方

【用药】地不容 15 克。

【用法】将干地不容研细末，每次 1.5 克，生姜煎汤送服，每日 2~3 次。

【功用】地不容有良好的消炎、理气、镇痛作用，可用于治疗胃痛、气胀腹痛等症。

左金丸

【用药】左金丸。

【用法】每次服 1.5 克，温开水送下。

【功用】和胃止痛。主治胃痛吐酸。

岩生南星方

【用药】岩生南星 15 克。

【用法】以根入药，水煎服，每日 3 次，每日 1 剂。

【功用】本方具有镇痛、化积、解毒、杀虫之功，为彝医广泛习用的独特方剂，治疗胃痛效果甚佳。

棉花籽方

【用药】棉花籽 21 克。

【用法】用水 3 杯，煎成 1 杯，加黄酒半匙温服。又方①棉花籽，炒黄色研细粉，每日 9~15 克。②新棉花 30 克，炒黄研末，每日服 6 克，1 次酒送下，连服 3 次。

【功用】温肾补虚，暖胃止痛。对寒性胃脘疼痛及由宿食所致消化不良有效。

蚌壳方

【用药】蚌壳 4 只。

【用法】蚌壳放瓦上煅之研末，每次服 0.9 克，红糖拌好开水送下。连服有效，但久服后有大便干结现象。蛤蜊壳、蚬壳、田螺壳、螺蛳均可用。或加良姜片 6 克煎水，调服煅螺蛳壳细末 3 克。③用量每次服 1.5~12 克不等，1 日 1~3 次。

【功用】蚌壳有制酸作用，还具有化痰消积、清热燥湿的功效。此方能减少胃溃疡之酸刺激，故能止痛，但非根治之法，常易复发。

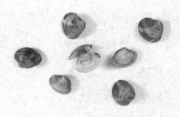

蚌

胆道蛔虫症

胆道蛔虫病是蛔虫从小肠逆行进入胆道，引起胆管和奥狄括约肌痉挛，以患者突然发作的上腹部疼痛为主要临床特征。蛔虫进入胆道后，多数停留在胆总管，因胆囊管与胆总管之间角度较大蛔虫很少进入胆囊，但可钻入左右肝胆管之中。儿童和青年多见，无性别差异，农村较为多见。处理不当，可引起多种并发症，危害甚大，也是原发性胆管结石的原因之一。

万年蒿炭方

【用药】万年蒿炭适量。

【用法】将万年蒿放在瓦器内，密闭封严，加火烧成炭，放凉后取出研细即可，每天3~6克，每次1~3克，用白糖水送服。

【功用】清热解毒。

紫萁方

【用药】紫萁20克。

【用法】以根茎入药，水煎服，每日1剂1次服，连服2日。

【功用】本方具有杀虫驱虫止痛之功效，彝医用于治疗肠道寄生虫病有效。现代药理实验证明有驱虫作用。临床治疗胆道蛔虫有效。

鱼胆方

【用药】鱼胆1个。

【用法】取鱼胆阴干，研末，痛时用温开水送服。

【功用】汉医药典籍中载有各种鱼胆的药用功效，但以鱼胆治胆道蛔虫之说，此方是彝医独特的传统药用经验。本方主要用于治疗胆道蛔虫、胆囊炎所致的疼痛，其止痛效果好。

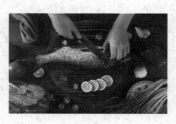

取鱼胆

肝硬化

肝硬化是肝脏受各种因素损害后发生的慢性、进行性病变。其病因可分为病毒性、酒精性、胆汁性、营养性、代谢障碍性、药物性、血吸虫性、心源性和原因不明性。我国以病毒性肝炎所致的肝硬化最为常见。临床上将肝硬化分为肝功能代偿期和肝功能失代偿期。肝功能代偿期主要表现为：乏力、食欲减退、腹胀不适、恶心、上腹隐痛、肝功能轻度异常。肝功能失代偿期主要以肝功能损害和门静脉高压为主要表现，除上述症状加重外，还常有黄疸、胸腔积液、腹水、脾肿大、腹壁静脉曲张和出血倾向等。本病属于中医学"积聚""胁痛""黄疸"等范畴。本病虚实夹杂，治疗时宜根据病情选用行气、利水、退黄、消瘀、化积等法以治其标，然后再图固本。

陈葫芦散

【用药】陈葫芦1个。

【用法】焙干，研细末，服时于药粉内加入1/3红糖，每晚以开水调服1小汤匙。

【功用】利水消肿。治肝硬化腹水。

赤小豆鲤鱼汤

【用药】赤小豆500克。

【用法】将赤小豆与活鲤鱼1条（重500克以上）同放入锅内，加水2000~3000毫升清炖，至赤小豆烂透为止。将赤小豆、鱼和汤分数次服下，每日或隔日1剂。

【功用】利水消肿。治肝硬化腹水。

鳖丸

【用药】活鳖3只。

【用法】将活鳖放入锅内，文火焙干至黄色，研粉，酌加蜂蜜为丸，每丸重9克，每日3次，连服30日为一疗程。

【功用】滋阴潜阳，软坚散结。治肝硬化。

鳖蒜汤

【用药】鳖500克，独头蒜200克。也可用鳖甲30~60克，大蒜15~30克。

【用法】加水煮熟勿入盐，淡食之，每日1剂。

【功用】滋阴潜阳，软坚散结。治肝硬化。

蝼蛄散

【用药】蝼蛄6只。

【用法】焙干研末，分3次，开水送服。

【功用】利尿消肿。治肝硬化并发轻度腹水。

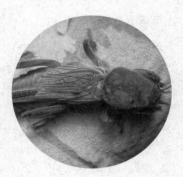

蝼蛄

萹蓄汤

【用药】鲜萹蓄60克。

【用法】加水浓煎成1碗汤，每次服1小杯，每日服4~5次。

【功用】清热利尿。治肝硬化腹水。

蟋蟀散

【用药】蟋蟀6只。

【用法】焙干研末，分3次，开水送服。

【功用】利尿消肿。治肝硬化并发轻度腹水。

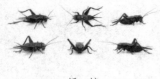

蟋　蟀

干紫珠草方

【用药】干紫珠草6~9克。

【用法】研成粗末，加水300毫升，煎至200毫升，可代茶频饮。

【功用】主治肝硬化食管静脉曲张破裂出血。也可治溃疡病出血及鼻出血，取叶捣如泥，绑于创口即可止血。

丹参方

【用药】丹参15~30克。

【用法】水煎服，每日1剂。

【功用】活血祛瘀，通经止痛。主治肝硬化。

平地木方

【用药】平地木全草30克。

【用法】将平地木煎汤代茶，每日1剂，连服10天。

【功用】平地木主治肝硬化患者的肝大。此药即紫金牛科的紫金牛（又有一种朱砂根，亦名平地木，系同科植物）。其根皮有破血作用，浸酒内服，治跌打损伤，睾丸肿痛。其茎叶有强壮作用，主治肺结核、咯血。

野棉花根

【用药】野棉花根适量。

【用法】将野棉花根刮去黑皮，用瓦焙干研末（忌铁器），用瘦猪肉120克切片，将药末6克拌匀，放碗中隔水蒸熟，每日1次，连服3天，隔10天后，再服3天，可服9次。

【功用】主治肝硬化。有清热利湿、解毒消肿的功效。

黑丑方

【用药】黑丑适量。

【用法】研末，每次服4.5克，每晨空腹服1次，也可1日2次，（每次3克），腹

水见消后，可改隔日1次，宜配合其他适当方药同用。本方适用于治疗形体尚实者。

【功用】本方有保肝、利尿、泻下之功效。

制甘遂粉

【用药】制甘遂粉1.5克。

【用法】每周服1次制甘遂粉，早晨空腹1次服下。孕妇忌服，体虚者勿用。

【功用】主治肝硬化。服后可引起腹泻。本品药性猛烈，使用应注意。

白芷汤

【用药】新鲜白芷全草60~70克。

【用法】水煎服，每日1剂，15天为一疗程。

【功用】祛风除湿。治肝硬化腹水。

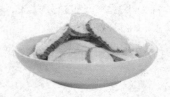

白　芷

食物中毒

　　食物中毒是指食用不洁食品、有毒物质或服药过量引起的毒性反应。中毒发生后，因毒物种类、毒性大小、中毒量大小、中毒时间长短不同而有多种不同的临床表现，其中以胃肠道及神志的变化为多见。病轻者可选用下列解毒方，病重者需送医抢救治疗。

防风汤

【用药】防风 20 克。

【用法】水煎服，每日 1~2 剂。

【功用】祛风解表。可促进铅、汞等重金属排泄。

甘草饮

【用药】生甘草 15 克。

【用法】水煎代茶频饮。

【功用】清热解毒。缓解链霉素中毒反应。

苏叶汤

【用药】苏叶 9 克。

【用法】水煎服。

【功用】解表散寒。解鱼蟹毒。

蜂蜜饮

【用药】蜂蜜 120 克。

【用法】用冷开水调蜂蜜，搅匀徐徐咽下。

【功用】润燥，解毒。可解服乌头过量中毒。

蝉蜕汤

【用药】蝉蜕 15 克。

【用法】水煎服，每日 1~2 剂。

【功用】疏风散热。治药物过敏。

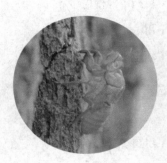

蝉　蜕

麝香方

【用药】麝香 0.3 克。

【用法】温水冲服。

【功用】活血通经，消肿止痛。治杏仁中毒。

生姜汁

【用药】生姜适量。

【用法】捣烂取汁含服、漱口，并用生姜渣外擦口唇及其周围皮肤。

【功用】杀菌解毒。解生南星毒。治误食生南星后症见口流涎水，口唇及舌体肿大等。

石菖蒲汁

【用药】石菖蒲适量。

【用法】捣成汁液，饮服。

【功用】开窍豁痰，醒神益智。治巴豆中毒。

白果壳汤

【用药】白果壳 50 克。

【用法】水煎服。

【功用】敛肺定喘。治白果中毒。

鲜葛根汁

【用药】鲜葛根适量。

【用法】捣汁饮之。若无鲜品，可用于葛根研末，每次 9 克水煎温服。

【功用】醒酒。治饮酒过度，酒醉不醒。

橄榄汤

【用药】橄榄肉 10 个。

【用法】煎汤饮。

【功用】醒酒。治酒伤昏闷。

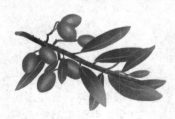

橄　榄

鲜芦根方

【用药】鲜芦根 500~1000 克。

【用法】捣汁饮。也可水煎趁热频服。

【功用】清热生津，除烦止呕。又方①芦根、茅根各 50 克，瓜蒂 7 个，水煎服催吐。②治诸鱼中毒用芦根、紫苏各适量，水煎服。③吃瘟马肉中毒，亦可用鲜芦根 500 克，捣汁服。

咸菜卤方

【用药】咸菜卤适量。

【用法】将患者急移于风凉处，咸菜卤灌服数匙，如无咸菜卤或用新汲井水灌服。

【功用】用于治疗煤气中毒，昏晕，恶心跌倒。咸菜卤须

陈久如清水者，方有效。又方将白菜切碎，拧出水灌服。

鲜桑葚子汁

【用药】鲜桑葚子适量。

【用法】取汁，每饮 30~50 毫升，连服数次。

【功用】醒酒。治酒醉不醒。

柑皮汤

【用药】鲜柑皮适量。

【用法】煎汤饮。

【功用】醒酒。治酒醉不醒。

胆矾

【用药】胆矾 6 克。

【用法】研末，水冲服，如不省人事，撬口灌之，催吐。又方胆矾 0.3~0.6 克，研细末，开水冲化，趁热服，催吐。

【功用】可治误服桐油中毒，亦可治磷中毒。

杉木方

【用药】杉木适量。

【用法】洗净，水煎服。

【功用】解毒止痛。用于治疗铅中毒。

乌梅方

【用药】乌梅 7 粒。

【用法】水煎汤，搅麦粉内服。

【功用】用于治疗服碱中毒。

清油方

【用药】清油 1 碗。

【用法】将清油急灌使之呕吐，吐出毒物。

【功用】用于治疗河豚中毒。

银花藤叶方

【用药】新鲜银花藤叶 1 把。

【用法】捣汁服或浓煎服。又方金银花 50 克、甘草 15 克，水煎服。

【功用】清热解毒。用于治疗误吃野草（野菇）中毒。

胡荽子方

【用药】胡荽子（又名芫荽子、香菜籽）。

【用法】水煎服，药量不限，毒重多吃，毒轻则少吃。

【功用】理气止痛，解毒。适用于治疗误吃野草中毒。

病毒性肝炎

　　病毒性肝炎是由多种肝炎病毒引起的以乏力及食欲减退、恶心、呕吐、肝大及肝功能损害等为临床主要表现的常见传染病。根据肝炎病毒种类可分为甲型、乙型、丙型、丁型和戊型等。根据黄疸的有无，病情的轻重和病程的长短，临床上又可分为急性肝炎（黄疸型和无黄疸型）、慢性肝炎（迁延性和活动性）、重型肝炎（急性、亚急性和慢性）、瘀胆型肝炎和肝炎后肝硬化。本病属中医学"黄疸""胁痛""积聚"范畴。可选用清热解毒、疏肝解郁、清热利湿，利胆退黄、行气活血等方法治疗。

虎杖汤

【用药】虎杖 90 克。

【用法】加水浓煎至 300 毫升，每日分 3 次服，小儿用量酌减。一般需连续服用 2~3 周或数月。

【功用】清热利湿。治湿热型急性传染性黄疸型肝炎。

鸭跖草汤

【用药】鸭跖草（全草）30~60 克。

【用法】水煎，分 2 次服，每日 1 剂，15~20 日为一疗程。

【功用】清热解毒。治急性黄疸型肝炎有较好疗效。

田基黄汤

【用药】田基黄 60~90 克。

【用法】水煎服，每日 1 剂。

【功用】清热利湿。治急性传染性肝炎（有黄疸和无黄疸型均可）。

薏苡仁根汤

【用药】薏苡仁根 30 克。

【用法】水煎服，每日 1 剂。

【功用】健脾利湿，清热。治肝炎。

茵陈汤

【用药】茵陈 30~45 克。

【用法】水煎服，日 3 次。

【功用】清热利湿退黄。治急性传染性黄疸型肝炎。

山楂粉

【用药】山楂适量。

【用法】研粉，每次 3 克，每日 3 次口服，10 日为一疗程。

【功用】消食健胃，行气散瘀。治肝炎（急性病毒性肝炎、迁延性慢性肝炎）。

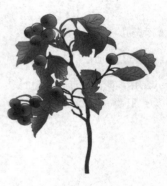

山楂

泥鳅方

【用药】泥鳅适量。

【用法】烘干研末，每次 10 克，每日 3 次，饭后服，小儿量酌减。

【功用】利水解毒。治急慢性肝炎。对消退黄疸及降转氨酶效果比较明显，对临床症状及肝功能其他项目的恢复也较一般保肝药为著。

五味子丸

【用药】五味子适量。

【用法】烘干，研末，蜜丸，每丸 6 克，每日 3 次，每次 1 丸，1 个月为一疗程。

【功用】保肝，降转氨酶。治病毒性肝炎。对肝气郁结，肝脾不和者效果较好，并能促使丙氨酸氨基转移酶降至正常。

板蓝根汤

【用药】板蓝根 10~30 克。

【用法】水煎服，日 1 剂。

【功用】清热解毒。治急性传染性肝炎，有较好疗效。

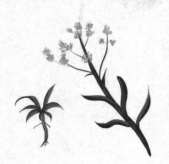

板蓝根

鱼腥草汤

【用药】鱼腥草 180 克。

【用法】加白糖 30 克，水煎

服，每天 1 剂，连服 5~10 剂。

【功用】清热利湿。治急性黄疸型肝炎。

白茅根饮

【用药】白茅根 60 克。

【用法】水煎 2 次，分 2 次服，每天 1 剂。

【功用】清热利尿。治病毒性肝炎。

枸杞子茶

【用药】枸杞子 30 克。

【用法】水煎代茶饮。每天 1 剂。

【功用】滋肾养肝，益精生津，止血。治慢性肝病所致的齿衄。症见牙龈出血，时多时少，头眩，神疲，心悸胁痛，夜寐多梦，苔薄红，脉弦细。连服数日，齿衄常获控制，临床症状亦随之改善。

栀子根瘦肉方

【用药】栀子根 30~60 克。

【用法】与猪瘦肉同煮食。

【功用】清热退黄。治肝炎黄疸。

大黄茶

【用药】生大黄 15 克。

【用法】洗净后用开水冲泡代茶饮，每天 1 剂。服本方后若大便溏者，可减少大黄用量，并加服米汤。

【功用】清热退黄。治急性黄疸型肝炎。

积雪草汤

【用药】鲜积雪草 120 克。

【用法】加水 500 毫升，浓煎成 250 毫升，趁热加入冰糖 60 克溶化，分 2 次空腹服，7 天为一疗程。

【功用】清热利湿。治传染性肝炎。

糯稻根汤

【用药】糯稻根 30~60 克。

【用法】洗净，切成约 1 寸长，水煎服，每日 1 剂。

【功用】清热除湿，敛阴和血。治传染性肝炎肝区不适，胸腹饱胀，胃口不好，尿量较少。入药时以鲜品为佳。

细菌性痢疾

　　细菌性痢疾简称"菌痢",是由痢疾杆菌引起的常见急性肠道传染病。有腹痛、腹泻、里急后重、排脓血便等临床表现,可伴有发热及全身毒血症症状。如不及时治愈,病程超过2个月者,则成为慢性菌痢。本病属中医学"痢疾""滞下""噤口痢""休息痢"等范畴。治疗以清肠化湿、调和气血为主。初痢多属实证,宜清肠、清热、解毒、化湿、燥湿。久痢多属虚证,可养阴、温补、健脾、收涩。

酸梅膏

【用药】酸梅膏。

【用法】在黄梅时期,取青梅1500~2500克洗净,去核,捣烂,用布滤过,放陶瓷盆,在日光下晒干,至凝固如胶,瓶中贮存,放5~10年不坏。取酸梅膏溶于水中饮服,成人每次服9克,1日3次,饭前服。制备酸梅膏时,用炭火蒸发其水分较日晒更快,用量每次服3克,儿童酌减。

【功用】可治细菌性痢疾,也可用于治疗伤寒及各种胃肠炎。

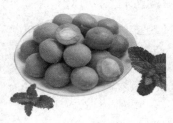

青梅

黄鳝血方

【用药】黄鳝血适量。

【用法】取鲜黄鳝血,兑酒服。每日1次。

【功用】彝族民间长期习用黄鳝血入药治病。本方治痢疾,有收敛、固涩、止泻之功效。疗效确实。

草血竭方

【用药】草血竭30克。

【用法】取草血竭根晾干、研末,每日3次,每次3克,温开水送服。

【功用】本方为景颇族民间用方,有收敛止血之功,用于治疗菌痢、便血,亦可用于外伤出血的治疗。

苦豆子方

【用药】苦豆子适量。

【用法】将适量苦豆子在铁锅内炒至冒烟,呈黑色,研粉过筛。成人每天服3次,每次服1克,白开水冲服。小儿酌情减量。

【功用】苦豆子具有清热燥湿、止泻的作用。使用本方应严格控制剂量,每次服用在1克以内,每日服药总量不可超过3克。风湿性心脏病或肾脏疾病患者忌服。

灰菜方

【用药】灰菜适量。

【用法】早晨日出前,采集叶背带有紫色斑点的卵形叶,洗净,下开水,煎烫至水重新开为度,取出,加适量食盐、奶油或香油,拌匀,食用,每日2~3次

【功用】清热排毒。主治红白痢疾后重症。可长期服用,无毒副作用。

茶叶方

【用药】茶叶。

【用法】用茶叶100克放煎器中(最好是陶器),加蒸馏水约7倍,煮沸20分钟,用

精制棉过滤，趁热将滤液浓缩至 75 毫升，放冷加乙醇，使全量成 100 毫升。每次服茶叶煎剂 2 毫升，每 6 小时服 1 次，以 7~10 天为 1 个疗程。又方①每次用 15~30 克，煎服或浸服；②茶叶 30 克炒研末，加糖 90 克，每次服 6~9 克，2 小时 1 次；③茶叶晒干研末，水泛为丸，如绿豆大，每次服 4 克，1 日 4 次。以上皆治菌痢；④ 10% 茶叶煎剂，首次服 20 毫升，以后每 6 小时服 15 毫升，治阿米巴痢疾。

【功用】消炎止痢。

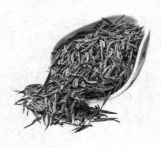

茶 叶

刺蜜方

【用药】刺蜜 20 克。

【用法】取上药研为细末，开水冲服，每日 1~2 次，每次 10 克。

【功用】本方具有涩肠、止泻的功效，主治痢疾、腹泻。

石榴皮方

【用药】生石榴皮适量。

【用法】水煎服。又方白石榴花 18 克，水煎分 3 次饭前服。

【功用】涩肠止泻。治痢疾。

枫木叶方

【用药】枫木叶（用生的）5 千克。

【用法】加水 10 千克煮沸 3 小时，去渣，煎成 1.5 千克，每次服 50~75 克，1 日 3 次。又方用枫树嫩叶 50 克，水煎服。

【功用】祛风除湿，行气止痛。治痢疾。

榕树叶方

【用药】榕树叶（小叶榕，用生的）5 千克。

【用法】加水 10 千克煮至 4 小时，去渣，煎成 240 克，每次服 30~75 克，1 日服 3 次。

【功用】用于治疗细菌性痢疾及肠炎、腹泻、腹痛。

龙芽草方

【用药】龙芽草（又名仙鹤草）。

【用法】1 日量干的 15 克，鲜的加倍，水煎，分数次服或捣烂取汁服。

【功用】此方在我国南方沿海一带应用很广。主治赤痢，也有治赤白痢的。鲜草每次用量 9~15 克不等；每日服 3~4 次，1 日用量多为 50~75 克，也有达 150~200 克的。龙芽草有些地区称为龙芽肾。认为有补肾作用，如因过劳，以致肾气虚弱，腰腹坠痛，而下痢者，仙鹤草加红枣 4 枚、荔枝 4 枚，效果更显著。

红菱壳方

【用药】红菱壳不拘多少。

【用法】晒脆研末，红痢用老酒送下，白痢用米汤送下，空腹服 15 克。又方用沙角菱壳 9~12 克，煎浓汤，3 小时服 1 茶杯，治久痢。

【功用】涩肠止泻，治痢疾。

疟疾

疟疾是由疟原虫引起的传染病，通过蚊虫传播。其临床特点为反复间歇性发作的寒战、发热，继之大汗而缓解。以间日疟和三日疟多见。恶性疟常侵犯内脏引起凶险发作。本病属中医学"疟疾"范畴。根据寒热的偏胜、发作时间、病势的凶险程度、病程的长短，而有正疟、温疟、寒疟、疫疟、热瘴、冷瘴、劳疟、疟母之不同。

泽漆汤

【用药】泽漆（干品）10~12克。

【用法】加水煎汁，放红糖顿服。一日疟，连服2天；间日疟、三日疟，连服3天，即疟止。

【功用】有止疟疾，消痰退热的功效。

青蒿汁

【用药】鲜青蒿60克。

【用法】加适量凉开水捣汁，于疟疾发作前4小时服，连服5天。

【功用】解热截疟。治各型疟疾。本品鲜用，绞汁服用效果好，亦可入煎剂服用，但不宜久煎。

鸦胆子胶囊

【用药】鸦胆子适量。

【用法】磨碎，装入胶囊。每日3次，每次1~2粒，饭前服。

【功用】杀虫截疟。治疟疾。

醋炙鳖甲散

【用药】鳖甲适量。

【用法】先将砂子用武火炒热，放入净鳖甲，拌炒至表面呈黄色时，筛去砂子，趁热醋淬，捞出，干燥，捣碎研末，每次3~9克，每天3次，白开水或黄酒送服。

【功用】滋阴养血，软坚散结。治久疟、疟母。症见疟久不愈，寒热时作，遇劳而发，面色萎黄或胁下结块。

蜂蜜酒

【用药】蜂蜜15~30克。

【用法】与白酒适量（根据各人的饮酒量酌情增减）在发作前10~60分钟服用，如果发作时间掌握不准，可在发作的当日连服3次。

【功用】截疟。治疟疾。

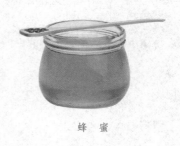

蜂蜜

常山方

【用药】常山6~24克。

【用法】水煎取汁，于疟疾发作前2小时徐徐服下，每日1剂。

【功用】截疟，祛痰。治各种疟疾。本品有致吐副作用，特别是生用或用量大时。若将常山用酒炒或醋炒后入药或酌情配伍红糖、大枣等，可减轻其副作用。

蛔虫病

蛔虫病是蛔虫寄生于人体小肠所引起的疾病，多数病人无明显症状，部分病人有消化不良、腹痛等胃肠功能紊乱现象，少数患者发生胆道蛔虫病与蛔虫性肠梗阻等严重并发症。本病属中医学"虫证"范畴。

槟榔散

【用药】槟榔9~18克。

【用法】将其炒焦，研细末，每次3~6克，每晨空腹白开水送下，连服3天。

【功用】杀虫消积。治蛔虫。

萹蓄汤

【用药】萹蓄90克。

【用法】上药细锉，以水2000毫升，水煎，去滓再煎如饴，空腹服。

【功用】杀虫。治蛔虫。

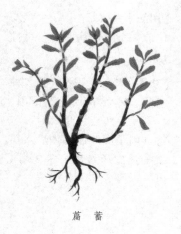

萹　蓄

花椒汤

【用药】花椒3~6克。

【用法】水煎，频频饮之。

【功用】温中安蛔止痛。治蛔虫性腹痛。痛止后应及时驱虫。

使君子方

【用药】使君子30克。

【用法】将其炒黄，儿童3~6克，成人69克，每日早晨空腹服1次，可连服3~5日。也可取使君子肉6~10克，加瘦猪肉30克，捣烂和匀，隔水蒸熟或煮饭时放饭面上蒸熟，佐膳食用。

【功用】杀虫，消积。治肠道蛔虫致上腹部或脐周痛，胃口不好，恶心呕吐，有便虫史者。

葱白方

【用药】鲜葱白30克。

【用法】捣烂取汁，用麻油30克调和，空腹1次服下。小儿用量酌减，每日2次。也可取葱头适量（3~10岁6~8根，10~12岁10~12根，成人不少于10根，多食无害），以文火用菜油将葱头炸黄，捞出冷却后食用，若能将炸葱头的菜油也喝下，其效更速。

【功用】通阳温中。治蛔虫性急腹痛。一般服1~7次后缓解。

紫苏子方

【用药】生紫苏子适量。

【用法】将其捣烂或咬碎嚼服。4~10岁一次服20~50克，成人一次服50~70克，一日2~3次，空腹服下，连服3次（多服几天亦可）。

【功用】驱虫滑肠，通便下气。治蛔虫病。

蛲虫病

　　蛲虫病是蛲虫寄生于人体结肠和回盲部所引起的疾病，儿童多见。临床症状以肛门周围及会阴部瘙痒为特征。本病属中医学"虫积""虫痔"等范畴。

杏仁外用方

【用药】连皮杏仁30粒。

【用法】将连皮杏仁研泥，加入沸水漫过药面一指深，文火煎浓液，当患者夜间自觉肛门发痒时，取药棉浸湿药汁，塞入肛门内，次日晨取出。一般3~6次可愈。

【功用】杀虫。治蛲虫病。

百部酒精

【用药】生百部30克。

【用法】将其装瓶，加入55%酒精150毫升浸泡3天。每晚睡前，取棉签蘸药液擦肛门附近皱襞处1次，7天为一疗程。

【功用】杀虫。治蛲虫病。

大蒜外用方

【用药】大蒜头1个（约10克）。

【用法】去皮捣汁，加温开水50毫升，直肠灌注，每晚1次，连用3次。

【功用】驱除蛲虫。治蛲虫病夜间肛门奇痒，烦躁不安。

雄黄外用方

【用药】雄黄5~10克。

【用法】研成细粉末，分成7~10包，每次取1包用香油调成糊状，于每晚涂在肛门皱襞处，每晚间涂1次。

【功用】燥湿杀虫。治蛲虫病，夜间肛门奇痒，烦躁不安。一般连用7日可愈。

使君子方

【用药】使君子适量。

【用法】去壳，于每餐饭前30分钟嚼碎服之，1岁小儿每次1~5粒，每日3次。

【功用】驱除蛲虫。治小儿蛲虫病夜间肛门奇痒，烦躁不安。

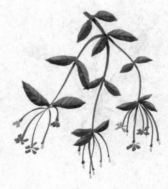

使君子

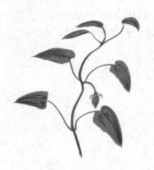

百部（对叶百部）

阑尾炎

阑尾炎是指阑尾腔阻塞和细菌侵入阑尾壁所致的感染性疾病，以转移性右下腹痛为特征。本病相当于中医学"肠痈"范畴。

紫花地丁汤

【用药】紫花地丁鲜品 30 克（或干品 15 克）。

【用法】水煎成半碗，饭前服，每日 2 次。

【功用】清热解毒，凉血消肿。治实热肠痈下血。现多用于急性单纯性阑尾炎。

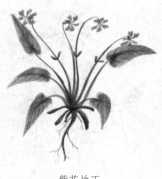

紫花地丁

白花蛇舌草汤

【用药】鲜白花蛇舌草（全草）30~120 克（干品减半）。

【用法】水煎服。首次剂量要大，第 1 天服 4 剂；病甚重者，首剂可用鲜品 120 克，以后减半服，每日 2~3 剂，每剂仅煎 1 次，不作二煎。

【功用】清热解毒。治急性阑尾炎。

芒硝敷剂

【用药】芒硝 150~200 克。

【用法】用纱布袋包好，放在右下腹，再用绷带固定，每 2 天换药 1 次，一般 2~3 次即可。

【功用】泻热导滞。治急、慢性阑尾炎。

马鞭草散

【用药】马鞭草适量。

【用法】焙干研末，每服 10 克，加甜酒，开水送服，日服 2~3 次，连服 5~7 天。

【功用】清热解毒。可治阑尾炎。

鸡血藤汤

【用药】鸡血藤 60 克。

【用法】水煎 2 次，合并煎煮液，分 2 次服，每日 1 剂。

【功用】补血活血，疏通经络。治慢性阑尾炎。

马齿苋汤

【用药】鲜马齿苋 250~500 克。

【用法】水煎取汁约 300 毫升，加适量白糖调味，每次 100 毫升，每日 3 次。

【功用】清热解毒，散血消肿。治急性单纯性阑尾炎。

肠梗阻

肠梗阻是指任何原因引起的肠内容物通过障碍，临床表现以腹痛、腹胀、呕吐、便秘四大症状为特征。属中医学"肠结""关格""腹痛"范畴。

丁香敷剂

【用药】公丁香 30~60 克。

【用法】研末，用 75% 酒精调糊敷脐及脐周，直径 6~8 厘米，覆盖纱布及塑料薄膜，周围胶布固定。

【功用】温中降逆，温肾助阳。治麻痹性肠梗阻。症见呕吐、腹胀。机械性肠梗阻禁用。用药 2 小时后可听到肠鸣音，48 小时排便、排气，效果满意。

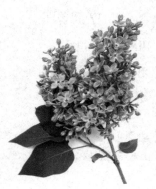

丁 香

花椒油方

【用药】花椒 9 克。

【用法】取麻油 120 毫升，置锅中烧热，放花椒炸至微焦，去花椒，取油，1 次服完。

【功用】杀虫。治蛔虫性肠梗阻。如梗阻时间过长，中毒症状明显，并有肠坏死或有阑尾蛔虫者皆不宜服。

麝香敷剂

【用药】麝香 0.15~0.25 克。

【用法】研末置于神阙穴（脐心）上，胶布固定，外用艾条灸至肠排气为止。

【功用】活血通经。治肠梗阻。

猪胆汁灌肠方

【用药】新鲜猪胆汁 50 毫升。

【用法】将其保留灌肠 20~30 分钟。

【功用】此方可治疗蛔虫性肠梗阻。

大黄粉

【用药】生大黄适量。

【用法】研末，成人每次 9 克，老幼减半，开水送服或胃管注入，每日 2 次。

【功用】清热解毒，泻下攻积。治麻痹性肠梗阻、单纯性肠梗阻、粪块性肠梗阻以及手术后肠梗阻大便秘结者。

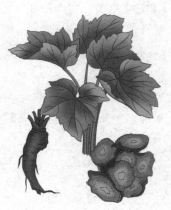

大 黄

腹外疝

　　凡是腹内脏器通过腹壁先天性或后天性缺损或薄弱区向体表突出，在局部形成一肿块者，统称为腹外疝。其中以腹沟疝为最多见，股疝次之，脐疝则多见于婴儿。本病相当于中医学"疝气"范畴。多因寒湿或湿热之邪滞于足厥阴肝经，经脉不利所致。可选用疏肝理气、祛寒止痛、清热利湿等治疗方法。

地肤子散

【用药】地肤子适量。

【用法】炒香研末，每服 3 克，酒送下。

【功用】清热利湿。治湿热下注之疝气。

橘核散

【用药】橘核适量。

【用法】研末，每次服 6 克，盐汤送下，每日 2 次。

【功用】疏肝理气，散结止痛。治肝气郁结，经脉不利所致的小肠疝气痛、睾丸坠胀痛。本品对于乳房结块也有较好疗效。

小茴香汤

【用药】小茴香 15 克。

【用法】煎汤内服。

【功用】疏肝理气，祛寒止痛。治寒湿气滞之疝气。

枳壳蛋

【用药】枳壳 60 克。

【用法】上药煎汁去渣，然后将鸡蛋 2 个放入其药汁内煮，至蛋熟后将蛋壳敲碎，药汁与蛋 1 次顿服，每日 1 剂。

【功用】行气宽中除胀。治疝气（腹股沟斜疝）。

黄芪汤

【用药】黄芪 15~60 克。

【用法】煎汤内服。

【功用】补中益气，升提举陷。治中气下陷之疝气。

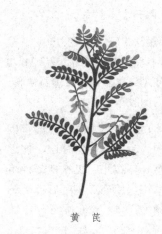

黄　芪

刀豆散

【用药】刀豆适量。

【用法】炒焦，捣碎，研为细末，每次 5 克，每日 2 次，温开水送服

【功用】温中散寒止痛。治寒疝，小腹胀痛。

03 循环系统疾病

高血压

高血压是指体循环动脉收缩压 ≥ 140 毫米汞柱和（或）舒张压 ≥ 90 毫米汞柱。临床分为原发性高血压与继发性高血压。前者属于高血压病，后者是由各种原因或疾病引起的高血压。本病属中医学"眩晕""头痛"等范畴。其病因主要与肝肾阴虚、肝阳上亢、肝火旺盛、痰浊和血瘀阻滞有关。可选用清肝、平肝、滋阴、潜阳、泻火、化湿、祛痰等治疗方法。

益母草膏

【用药】益母草膏。

【用法】每日 2~3 次，每次 1 匙，开水送下。

【功用】活血调经。治疗高血压病，有较好的效果。

柿子汁

【用药】青柿子 1 味。

【用法】将柿子榨汁，每次服 1 杯，1 日 3 次。又方用柿饼 10 个，水煎服。

【功用】润肠通便，降血压。

黑果小檗饮

【用药】黑果小檗 30 克。

【用法】水煎服，加入白糖适量，每日 1 剂，分 2 次服。

【功用】黑果小檗味苦，性寒，无毒。

向日葵叶汁

【用药】向日葵叶 30 克（鲜的用 60 克）。

【用法】用药罐或铜器煎浓汁服。又方①生向日葵子，每日 1 把剥壳吃，配服芹菜根，捣汁，每日服 1 杯。②向日葵蒂 1 枚、红枣 250 克同煮，吃枣饮汤。

【功用】平肝祛风，降血压。

决明子饮

【用药】决明子适量。

【用法】炒黄捣成粗粉，加糖泡开水服，每次 3 克，1 日 3 次。

各地同类方中，决明子每次用量有 12~30 克者，亦有用决明子 3 克，加夏枯草 9 克水煎，连服 1 个月。

【功用】清肝明目，降血压。

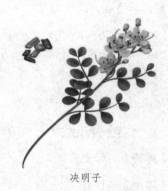

决明子

棕树嫩叶

【用药】棕树嫩叶 15 克。

【用法】水煎常服，每日 1 次。又方用棕榈皮（鲜的更好）9~15 克，水煎服。

【功用】收敛止血，降血压。

水芹菜

【用药】水芹菜100克。

【用法】药用全草，洗净切段、晒干备用，水煎内服，每日3次。

【功用】本方治疗高血压病，具有祛风、清热降火的作用。长期服用有较好效果，无任何毒副作用。

土黄花方

【用药】土黄花鲜者30克。

【用法】取根洗净，去外皮后切片，每日1剂，水煎服，加白糖适量，日服3次。

【功用】本方对高血压病有良好效果，尤其对舒张压偏高有特殊疗效。

芭蕉油方

【用药】芭蕉油适量。

【用法】加白糖开水服，每次1小杯，1日3次。又方用生芭蕉根60~120克，1日2次，开水煎服。

【功用】清热解毒，治高血压头痛。

香青兰方

【用药】香青兰30克。

【用法】将药浸泡后煎煮，过滤取汁，加适量白糖调味，每日服2次，每次10~15毫升。

【功用】疏风清热，凉肝止血。本方对心绞痛、肺心病哮喘、高血脂、动脉硬化等心血管疾病均有效。

萝芙木根方

【用药】萝芙木根（又名假辣椒）。

【用法】根切片，每日30~45克，煎汤1碗，分2次服。又方萝芙木草30克、冰糖15克，水煎常服。

【功用】清热，降血压。

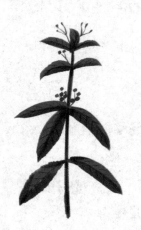

萝芙木

臭梧桐叶

【用药】臭梧桐叶3克。

【用法】每日3克熬水，当茶喝。又方用臭梧桐子阴干磨粉，轧成片。每片0.5克，每日总量4~16克，分3~4次服。

【功用】祛风除湿，降血压。

地骨皮方

【用药】地骨皮3克。

【用法】水煎服，每日1剂，连服1~2周。

【功用】凉血除蒸，清肺降火。主治高血压。

牡丹皮方

【用药】牡丹皮适量。

【用法】研末，每次服6克，白水冲服，孕妇忌服。

又方用丹皮45克，每日1剂，水煎服，连服1周。

【功用】清热凉血，活血化瘀。主治高血压。

猪毛缨菜方

【用药】猪毛缨菜60克。

【用法】水煎服，当菜吃亦可。

【功用】平肝潜阳。主治高血压。

高脂血症

高脂血症是指血浆脂质浓度超过正常高限的病症。可分为原发性和继发性两大类。前者属遗传性脂质代谢紊乱疾病；后者主要继发于糖尿病、肾病综合征、痛风、肥胖等。本病属中医学"痰浊"范畴。

茵陈蒿饮

【用药】茵陈15克。

【用法】水煎代茶饮，1个月为一疗程。

【功用】有降血脂作用。可治高脂血症。

决明子汤

【用药】决明子20克。

【用法】用开水500毫升泡后代茶饮用。

【功用】清肝降脂。治高脂血症。

水蛭粉

【用药】水蛭适量。

【用法】将其干燥后研末，装胶囊，每粒胶囊内含水蛭粉0.25克，每次3粒，每日3次，用开水送服，30天为一疗程。

【功用】活血，降脂。治高脂血症。

白僵蚕散

【用药】白僵蚕适量。

【用法】研为细末，每次3克，每日3次，2个月为一疗程。

【功用】降脂。治高脂血症。

何首乌汤

【用药】制何首乌30克。

【用法】加水300毫升，煎沸20分钟左右，取150~200毫升，分2次温服。

【功用】降脂。治高脂血症。

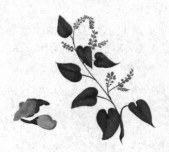

何首乌

绞股蓝粉

【用药】绞股蓝茎叶适量。

【用法】将其晒干研末，袋装，每包3克，每次1包，每日3次，开水冲泡10~15分钟，代茶饮，连服30天为一疗程。

【功用】清热补虚。治高脂血症。

山楂饮

【用药】生山楂15克。

【用法】开水冲泡，代茶饮服，每日约500毫升，每3个月为一疗程。

【功用】健脾消食，降血脂。治原发性高脂血症。

三七粉

【用药】生三七粉适量。

【用法】每次0.6克，每日3次，饭前服用，1~2个月为一疗程。

【功用】活血化瘀，降脂。治高脂血症。

大蒜方

【用药】生大蒜适量。

【用法】每次5克，每日3次，佐餐食用。连服30天为一疗程。

【功用】降血脂。治高脂血症。

冠状动脉粥样硬化性心脏病

冠状动脉粥样硬化性心脏病简称"冠心病"，是指冠状动脉粥样硬化和（或）冠状动脉功能性改变（痉挛）导致心肌暂时缺血、缺氧而引起的心脏病，亦称为缺血性心脏病。本病以发作性胸痛或胸部不适、心悸为主要临床表现。根据冠状动脉病变的部位和程度不同，本病可分为以下5型：无症状性心肌缺血、心绞痛、心肌梗死、缺血性心肌病、猝死。本病属中医学"胸痹""心痛""真心痛"等范畴。可选用行气、化瘀、豁痰，通络、散寒、益气、养血、滋阴、温阳等治疗方法。

丹参方

【用药】丹参 10~15 克。

【用法】水煎服。也可取丹参 50 克，浸入 1000 毫升白酒中，浸泡 7 天即可服用。每日服 2 次，早、晚各饮用 25~50 毫升。

【功用】活血化瘀止痛。治气滞血瘀之冠心病心绞痛，胸闷心悸。

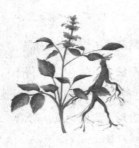

丹 参

三七粉

【用药】三七适量。

【用法】研细末，每次温开水送服 1~1.5 克，早晚各 1 次。

【功用】活血化瘀止痛。治气滞血瘀之冠心病心绞痛，胸闷心悸。

菊花汤

【用药】白菊花 300 克。

【用法】水煎 2 次，将药液合并浓缩至 500 毫升，每次服 25 毫升，每日 2 次，2 个月为一疗程。

【功用】扩张冠状动脉，增加冠状动脉血流量。治冠心病心绞痛。

蒲黄方

【用药】生蒲黄适量。

【用法】每次 3 克，每日 3 次，口服，连服 2 个月。

【功用】活血化瘀止痛。治气滞血瘀之冠心病心绞痛，胸闷心悸。

瓜蒌皮散

【用药】瓜蒌皮适量。

【用法】焙干研细末，每次 10 克，温开水冲服，每日 3 次。

【功用】清热化痰，宽胸散结。治痰浊痹阻，胸阳不通之冠心病心绞痛。

莱菔子方

【用药】莱菔子适量。

【用法】将其炒至爆壳，研细末，每次 9 克，于饭后冲服，每日 3 次。

【功用】降气消痰。治痰浊痹阻之冠心病、心绞痛。

山楂散

【用药】山楂适量。

【用法】炒黄研末，每次 10~15 克，每日 3 次。

【功用】开胃消食，活血化瘀。治气滞血瘀之冠心病、高脂血症。

心律失常

心律失常是指任何原因引起心脏冲动形成和传导的失常，使心脏活动规律发生紊乱而导致心动过速、心动过缓、异位心律、心律不齐等。临床表现为心悸、胸闷、乏力、脉律不齐等。本病属中医学"心悸""怔忡"范畴。可选用益气、养血、滋阴、温阳、清火、化痰、祛瘀等治疗方法。

郁金散

【用药】郁金适量。

【用法】研粉，开始服5~10克，每日8次，如无不良反应，可加大到10~15克，每日3次。3个月为一疗程。

【功用】行气活血。治气滞血瘀之期前收缩，症见心悸不宁，胸闷作痛，痛有定处，舌质紫黯，脉弦或涩或代、促。

玉竹汤

【用药】玉竹15克。

【用法】浓煎，分2次服。

【功用】养阴生津。治心悸属心阴虚者。

延胡索散

【用药】延胡索适量。

【用法】研粉。每次5~10克，每日3次，开水冲服。心房颤动患者在复律期间可服用12克，每日3次，疗程4~8周。

【功用】活血行气。治气滞血瘀之心律失常。

百合糖水

【用药】百合60~100克。

【用法】水煎煮，加适量冰糖调服，每日1次。

【功用】清心安神，清热除烦。治心悸属心阴虚者，症见心悸不宁，五心烦热，口干，舌红少苔或无苔，脉细数。

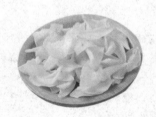

百 合

人参方

【用药】人参适量。

【用法】将其切成0.5~1毫米厚的饮片，早晨或晚上临睡前取1片置口中慢慢含服，治疗阶段每日含2片，巩固阶段每天含1片，10天为一疗程。

【功用】益气养心。治心律失

常（包括心房颤动、病态窦房结综合征、室性早搏）属气虚者，症见心慌动悸，劳后为甚，倦怠乏力，自汗，舌淡红，苔薄白，脉细、弱或脉结、代。

黄芪汤

【用药】黄芪30克。

【用法】水煎服，每日3次，连服60天。

【功用】补中益气。治病毒性心肌炎并发室性早搏属气虚者，症见心慌动悸，劳后为甚，倦怠，自汗，舌淡红，苔薄白，脉细、弱或脉结、代。

冬虫夏草胶囊

【用药】冬虫夏草适量。

【用法】将其焙干，研成细末，装入胶囊，每粒含药0.25克，每次2粒，每日3次，连服2周。

【功用】补肾益精。治心律失常属心肾两虚者。对年老体弱或病后体虚者尤其适宜。

仙人掌方

【用药】鲜仙人掌 30~50 克。

【用法】去皮刺，切碎，加适量红糖，水煎服，每日 1 剂。

【功用】行气活血。

女贞子汤

【用药】女贞子 250 克。

【用法】兑水 1500 毫升，文火熬至 900 毫升，备用。每次服 30 毫升，每日 3 次，4 周为一疗程。

【功用】养阴生津。治心律失常属阴虚者。

苦参汤

【用药】苦参 300 克。

【用法】煎汁浓缩成 1000 毫升，每次 50 毫升，每天上、下午各服 1 次，连服 2~4 周。

【功用】清热燥湿，宁心复脉。治期前收缩属热者，症见心悸不宁，心烦口干，便秘，舌红苔黄，脉数或脉结、代、促。

黄连散

【用药】黄连适量。

【用法】焙干，研末，每次 0.3 克，温开水冲服，每日 2 次。

【功用】清心定悸。治快速型心律失常属心火旺盛者，症见心悸心烦，口干苦，噩梦纷纭，便秘，舌红苔黄，脉数。

三七粉

【用药】三七适量。

【用法】研为细粉，每服 0.5 克，每日 3 次，15 天为一疗程。

【功用】活血化瘀止痛。治病态窦房结综合征属气滞血瘀者，症见心悸不宁，胸闷作痛，痛有定处，舌质紫黯，脉弦或涩。

酸枣仁猪心汤

【用药】酸枣仁 15 克。

【用法】取猪心 1 个，将酸枣仁塞入猪心，砂锅煲之，吃猪心喝汤，每日 1 次。

【功用】养心，安神，定悸。治窦性心动过速属心血虚者，症见心悸不宁，面色少华，健忘少寐，头晕目眩，舌质淡红，脉细弱而数。

苍术汤

【用药】苍术 20 克。

【用法】水煎 2 次，每次煎煮 30 分钟，各取煎液 150 毫升，2 次煎液混合，分早晚 2 次服下，3 日为一疗程。一般服 2~3 个疗程。

【功用】燥湿健脾。治窦性心动过速。

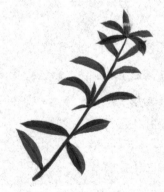

苍术

风湿性心脏病

　　风湿性心脏病简称风心病，是指由于风湿热活动，累及心脏瓣膜而造成的心脏病变。表现为二尖瓣、三尖瓣、主动脉瓣中有一个或几个瓣膜狭窄和（或）关闭不全。本病多发于冬春季节，寒冷、潮湿和拥挤环境下，初发年龄多在 5~15 岁，复发多在初发后 3~5 年内。

大黑附子方

【用药】大黑附子 20 克。

【用法】采其根茎，切片水浸 7 天，每天换水 1 次，取出洗净去皮切片，晒干备用。水煎服，每日 1 剂，分 2 次服，加红糖 3 克为引。

【功用】本方具有祛风湿作用。另外，对高热，肺结核有一定疗效。孕妇忌服。

蛋黄油方

【用药】蛋黄 10 个。

【用法】取蛋黄放入铁锅内，以文火煎熬出蛋黄油约 50 克，每日 3 次，每次 0.5 克。

【功用】蛋黄油具有养心安神、滋阴养血、消炎止痛的功效，此方可以改善心脏供血功能，对血管堵塞引起的胸闷、胸痛、心悸等症状有一定的辅助治疗效果，适用于心脏病、心律失常、动脉硬化症。

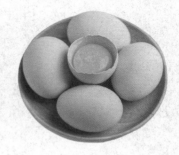

鸡　蛋

血尿

血尿是指小便中混有血液或夹杂血块。血尿明显者，称肉眼血尿。血尿轻者，需经显微镜检查方能确定的，称显微镜血尿。大多数病因由泌尿系统引起，可出现于肾小球肾炎、尿路感染、尿路结石、多囊肾、肾结核、泌尿系肿瘤等。血尿属中医学"尿血""血淋"范畴。中医学将血尿不伴有排尿疼痛者称为尿血，将血尿伴有排尿疼痛者称为血淋。

大黄蛋

【用药】大黄适量。

【用法】取鸡蛋1个，戳一小孔，放入大黄粉1克，湿纸贴孔上，置饭锅上蒸熟吃，每日1个。

【功用】活血祛瘀。治瘀热血尿。

马蹄金饮

【用药】鲜马蹄金30~60克。

【用法】与冰糖15克加水炖服。

【功用】清热解毒，利水通淋。治血尿、血淋属热者。

槐花散

【用药】槐花适量。

【用法】研粉，每次3克，以冰糖开水送服，每日3次。

【功用】凉血止血。治血尿属热者。本品对子宫出血也有效。

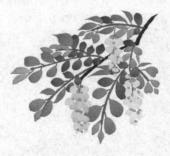

槐 花

车前子方

【用药】车前子15克。

【用法】水煎取汁，加红糖适量代茶饮。每日1剂，连服20剂。

【功用】清热利尿。治血尿、血淋属湿热下注者。

浮小麦散

【用药】浮小麦适量。

【用法】炒香，研细，每服6~10克，开水冲服。

【功用】止血。对于血尿、血淋有一定疗效。

琥珀散

【用药】琥珀0.6克。

【用法】研为细末，温开水冲服，每日3次。若用灯心汤送服，效果更好。

【功用】活血散瘀止血。对于血尿、血淋夹瘀者有一定疗效。

水肿

水肿是指体内水液潴留，泛溢肌肤，引起头面、四肢、腹部，甚至会全身浮肿的病症。可见于急慢性肾炎、肾病综合征，心功能不全、营养不良、特发性水肿等病。中医学认为其病因病机多由肺、脾、肾三脏对水液的宣发输布功能失调，致体内水湿滞留，泛溢肌肤所致。可选用宣肺发汗，利水消肿、健脾渗湿、清热利湿，温阳利水等治疗方法。

白茅根汤

【用药】鲜白茅根 500 克。

【用法】用水 4 大碗，煮数沸，以静置后根皆沉水底为度，去渣温服，每次半杯，日服 5~6 次，夜服 2~3 次。

【功用】清热利尿。治水肿、小便不利属热者。

淡竹叶茶

【用药】淡竹叶 1~2 克。

【用法】开水浸泡当茶饮，每日 1 剂，连用 1 个月。

【功用】渗湿利尿。治特发性水肿属热者。

菝葜散

【用药】菝葜适量。

【用法】晒干研末，每次 3 克，每日 3 次。

【功用】祛风利湿。治水肿反复发作者。

冬瓜皮饮

【用药】冬瓜皮 250 克。

【用法】加水适量，煮沸后用文火煮 30 分钟，取汁代茶饮，每日 1 剂。

【功用】利水消肿。治水肿胀满，小便不利。

赤小豆鲤鱼汤

【用药】赤小豆 90 克。

【用法】将其与鲤鱼一条（250~500 克）加水放瓦煲内煎煮熟，不加盐，分 2~4 次温服，每日 1 剂。

【功用】健脾渗湿，利水消肿。治水肿，小便不利。此为民间常用治水肿或妊娠水肿的单方。

冬瓜皮鲤鱼汤

【用药】冬瓜皮 30~60 克。

【用法】将其与鲤鱼一条（250~500 克）加水放瓦煲内煎煮熟，不加盐，分 2~4 次温服，每日 1 剂，连服数天。

【功用】利水消肿。治水肿。

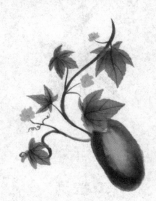

冬 瓜

乳糜尿

乳糜尿是指从肠道吸收的乳糜液逆流到泌尿系统的淋巴管中，致该管内高压、曲张、破裂，使乳糜液溢入尿中。临床表现为小便混浊如米泔水，有的夹杂凝块，有的夹杂血液。本病属中医学"膏淋"范畴。多因中焦湿热下注膀胱，以致气化不行，清浊不分所致。可选用清利湿热、健脾益肾等方法治疗。

荠菜汤

【用药】鲜荠菜连根 120~500 克。

【用法】洗净煮汤（不加油、盐），顿服或 3 次分服，连服 1~3 个月。

【功用】清热利湿。治乳糜尿。

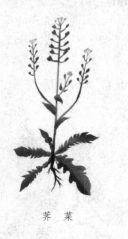

荠 菜

山楂汤

【用药】生山楂 90 克。

【用法】水煎服，每日 1 剂，15 日为一疗程。

【功用】消食化积。治单纯性乳糜尿。治疗时忌油脂。

射干方

【用药】射干 15 克。

【用法】水煎后加适量白糖，分 3 次饭后服，每日 1 剂。也可制成水泛丸，每次服 4 克，每日 3 次，饭后服，10 日为一疗程。

【功用】清热解毒。

射干蒸鸡蛋

【用药】生射干 10 克。

【用法】洗净，切细，与鸡蛋 1 个搅匀，再加糯米酒 50 毫升，久蒸。每日 3 次，连服 7 日。

【功用】清热解毒，利水、消肿。治乳糜尿，疗效满意。

玉米须猪肉汤

【用药】玉米须 20~50 克。

【用法】与瘦猪肉 100~200 克加水煮熟，吃肉喝汤，分早、晚 2 次服用，每日 1 剂，用药 5~7 日。

【功用】利水渗湿。治乳糜尿属热者。

白及散

【用药】白及 30 克。

【用法】研末，分早、晚 2 次冲服。也可将白及 30 克研末，分早、晚 2 次配糯米煮粥服用。10 日为一疗程。

【功用】治乳糜尿。特别是久治不愈的患者，有较好疗效。

糯米粥

【用药】糯米适量。

【用法】将糯米炒至金黄色后煮粥食，食用量随患者食欲而定，每日 3 次。

【功用】补中益气。治乳糜尿。

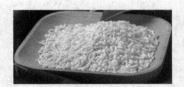

糯 米

糯稻根汤

【用药】糯稻根 60~120 克。

【用法】水煎，每日 2 次分服，20 日为一疗程。

【功用】清热除湿，敛阴和血。治乳糜尿，对丝虫病所致者疗效尤好。

桑叶方

【用药】干霜桑叶 1000 克。

【用法】洗净晾干，每 1000 克加水 4000 毫升，煮沸 30 分钟，取汁过滤，灭菌装瓶备用，每瓶 300 毫升。口服，每日 600 毫升，分 3 次服，30 日为一疗程。

【功用】疏散风热，润肺清肝。治乳糜尿。

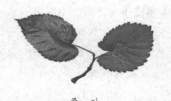

桑　叶

鲜芭蕉根

【用药】鲜芭蕉根 200 克。

【用法】与瘦猪肉 200 克水煲，分早、晚 2 次饮汤，每隔 3 日服 1 剂。

【功用】清热利尿。治乳糜尿。

向日葵梗心

【用药】向日葵梗心 10 克。

【用法】水煎，分早、晚 2 次空腹服。

【功用】清热利湿。治乳糜尿。用此方治疗，一般 3~4 日后即见效，最长不超过 1 周。

芋头方

【用药】芋头 5000 克。

【用法】将其水蒸或水煮熟服，每日 1 次。也可分数次服完，连服 1 个月。

【功用】健脾补虚，散结解毒。治久治不愈的乳糜尿，每每获效。

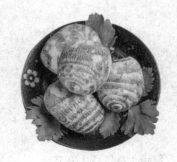

芋　头

贯众灰方

【用药】贯众 1500 克。

【用法】洗净，用白醋 250 克拌贯众，然后放入烧红的铁锅内，将其烧成灰白色灰末，将灰取出，用细筛筛过后装瓶备用。未烧尽者，可继续放入锅内再烧。每次取贯众灰 1 小匙（约 2 克），白糖水冲服，日 3 次。

【功用】清热解毒，凉血止血。治乳糜尿属热者。

肾炎

急性肾小球肾炎是由免疫反应而引起的弥漫性肾小球损害。临床表现为血尿、蛋白尿、水肿、高血压。本病相当于中医"水肿"中"阳水"的范畴。

慢性肾小球肾炎简称"慢性肾炎"，亦是免疫反应性疾病。少部分可由急性肾炎转变而来。临床表现为血尿、蛋白尿、水肿、高血压，肾功能可有不同程度的损害。本病相当于中医学"水肿"中"阴水"范畴。

益母草汤

【用药】益母草 120 克。

【用法】水煎成 2 大碗，分 4 次服，隔 3 小时服 1 次，1 日服完，连服 10 日。

【功用】活血化瘀，利水消肿。治肾炎水肿，对兼有瘀热者尤其适用。

白茅根汤

【用药】白茅根干品 250 克。

【用法】加水 500~1000 毫升，水煎至 200~400 毫升。分早、晚 2 次口服。

【功用】清热利尿，治肾小球肾炎浮肿、尿少，兼高血压或血尿患者。

冬虫夏草方

【用药】冬虫夏草 6 克。

【用法】水煎服，每日 1 剂，30 日为一疗程。

【功用】补肾益精。治慢性肾炎属脾肾虚者。

蝼蛄散

【用药】蝼蛄适量。

【用法】去头、足、翼，文火焙干，研细末，每服 2 克，每日 2 次，开水送下。

【功用】利尿消肿。治慢性肾炎水肿。本品对各种水肿（营养性、心源性、肝源性、肾源性、脚气及其他疾病引起的水肿）均有效果。

连翘汤

【用药】连翘 30 克。

【用法】加水用文火煎成 150 毫升，分 3 次饭前服（小儿酌减），连用 5~10 日。忌辛辣及盐。

【功用】清热解毒。治急性肾炎水肿属热者。

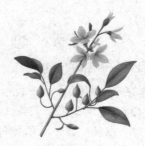

连翘

商陆猪肉汤

【用药】商陆 10 克。

【用法】与猪瘦肉 100 克、水 500 水毫升共煨至 300 毫升左右，弃去猪肉，分 3 次温服，每日 1 剂。

【功用】泻水通便消肿。治慢性肾炎全身浮肿、大量蛋白尿。本品苦寒，善通二便，逐水饮，属攻逐水饮类药，故老幼体弱者慎用。

白胡椒蛋

【用药】白胡椒 7 粒。

【用法】取鸡蛋 1 个，戳一小孔，把白胡椒放入蛋内，用面粉糊住，放锅中蒸熟，去壳食蛋。成人每日 2 个，小儿每日 1 个，10 日为一疗程，休息 3 日后再行第 2 疗程。

【功用】温中散寒，下气补虚。治慢性肾炎。

灵芝汤

【用药】灵芝 30 克。

【用法】水煎，分 2~3 次服，每日 1 剂。

【功用】补气养血。治慢性肾炎。

六月雪饮

【用药】六月雪 30~60 克。

【用法】浓煎当茶频饮。

【功用】祛风除湿，清热解毒。治慢性肾炎高血压，症见血压高，伴头痛似炸似裂，颈部血管暴张而绷紧者。

蚕豆糖浆

【用药】蚕豆衣 10 千克。

【用法】将其与红糖 2.5 千克

煮成浸膏 5000 毫升，分装 50 瓶，每次 20~30 毫升，每日 2~3 次，宜空腹服。

【功用】利尿渗湿，健胃，止渴。治慢性肾炎蛋白尿。此方有较好的消除尿蛋白作用。

蚕豆瘦肉汤

【用药】陈年蚕豆（虫蛀的更好）250 克。

【用法】与猪瘦肉 50 克，加水共炖汤。每日分 2 次食并喝汤。

【功用】利尿渗湿，健胃，止渴。治肾炎水肿。

陈葫芦壳方

【用药】陈葫芦壳 15~30 克。

【用法】水煎，每日 1 次；或焙微黄，研末，每服 9 克，白开水送服，每日 2~3 次。

【功用】利水消肿。治急、慢性肾炎浮肿。

蜈蚣鸡蛋方

【用药】蜈蚣 1 条，鸡蛋 1 个。

【用法】去头足，焙干研细

末，取鸡蛋 1 个，戳一小孔，把蜈蚣粉放入蛋内搅匀，外用湿纸包住，煮熟，每晚吃 1 个，7 日为一疗程。每个疗程间隔 3 天。

【功用】祛风通络，解毒散结。治慢性肾炎。

补骨脂方

【用药】补骨脂 30~60 克。

【用法】水煎服或代茶饮，每日 1 剂，1~2 个月为一疗程。

【功用】补肾暖脾。治无症状性蛋白尿（隐匿性肾炎）属脾肾气虚者。

蚕蛹散

【用药】蚕蛹适量。

【用法】焙干研细末，每次 3 克，每日 2 次，开水送服。

【功用】祛风健脾。治慢性肾炎，对消除蛋白尿有效。

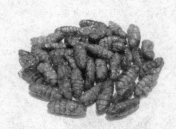

蚕 蛹

肾病综合征

肾病综合征并非单一疾病，而是由许多病因引起的一种临床症候群，表现为：大量蛋白尿（24小时尿蛋白 ≥ 3.5 克），低蛋白血症（人血清白蛋白 ≤ 30 克／升），高脂血症，水肿。其中大量蛋白尿和低蛋白血症是肾病综合征的主要临床特点。本病属中医学"水肿""虚劳"范畴。

鱼腥草汤

【用药】鱼腥草 100~150 克。

【用法】开水冲泡 30 分钟代茶饮，每日 1 剂，3 个月为一疗程。

【功用】清利湿热。治肾病综合征属湿热者。

石韦茶

【用药】石韦 3~5 克。

【用法】将其放入茶杯内，用开水浸泡，代茶饮。

【功用】利水通淋，清肺泄热。治肾病综合征属湿热者。

冬虫夏草方

【用药】冬虫夏草适量。

【用法】每日 2 个，煎汤服用，连服 2 个月以上。

【功用】补肺益肾。治肾病综合征属脾肾两虚者。

玉米须汤

【用药】干玉米须 60 克。

【用法】水煎服。

【功用】利水消肿。治肾病综合征属湿热者。

水蛭胶囊

【用药】水蛭适量。

【用法】焙干研细粉装胶囊，每次 1 克，每日 3 次，开水送服。

【功用】活血通络。治肾病综合征属血瘀者。

干葫芦方

【用药】干葫芦（不去子）1 个。

【用法】水煎，加红糖适量，分 2 日服完。

【功用】利水消肿。治肾病综合征高度水肿者。

黄芪汤

【用药】黄芪 30~60 克。

【用法】水煎服，每日 1 剂。

【功用】补气利水，消除蛋白尿。治肾病综合征蛋白尿属脾气虚者。

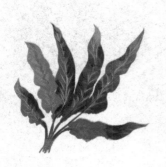

石韦

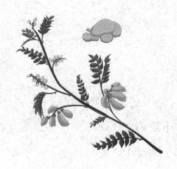

黄芪

尿路感染

尿路感染是指病原体侵犯尿道黏膜或组织而引起的炎症，以细菌感染为多见。根据感染部位的不同，分为尿道炎、膀胱炎、肾盂肾炎。其临床表现主要为小便频数短涩，滴沥刺痛，欲出不尽，小腹拘急或腰腹疼痛，发热。本病属中医学"淋证"范畴。治以清热利尿通淋为主。

栀子根方

【用药】黄栀子根 30 克（生用）。

【用法】水煎服。又方黑栀子 15 克，开水炖服。

【功用】具有利尿通淋的作用。主治尿路感染。

箭竹方

【用药】箭竹 15 克。

【用法】以叶入药，水煎服，每日 1 剂，分 3 次服。

【功用】本方具有利尿通淋、清热、止尿血、活血化瘀等功效。彝医用以治疗泌尿系统炎症、尿道炎、膀胱炎有疗效。

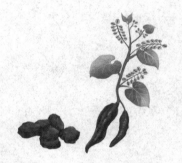

何首乌

大黄末方

【用药】大黄末 0.9 克。

【用法】取鸡蛋 1 个，开一小孔，去蛋清少许，加入大黄末加热蒸熟（不可落水）。早晨空腹服下，连服 1 周。

【功用】本方具有利尿通淋的作用。主治尿路感染。

木贼草方

【用药】木贼草 30 克。

【用法】水煎出味，冲冰糖 30 克，露一宿至清晨，空腹服。

【功用】本方具有利尿通淋、清热、止尿血、活血化瘀等功效。

糯稻根须方

【用药】糯稻根须 250 克。

【用法】每次 30 克，以水煎服。

【功用】用于治疗尿痛、尿频、尿急，用 30~90 克水煎服。治血尿，疗效很好。

苦参方

【用药】苦参 30 克（1 日量）。

【用法】水煎，分 3 次服。

【功用】清热燥湿。本方主治尿路感染。

何首乌方

【用药】何首乌 30 克。

【用法】水煎，加白冰糖服。

【功用】本方具有清热解毒、利尿通淋之功。

银花方

【用药】银花 60 克。

【用法】加白糖 120 克同蒸，频饮。又方用金银藤 120 克，水煎服。

【功用】清热解毒。主治尿痛、尿频。

猪鬃草方

【用药】猪鬃草 1 握。

【用法】水煎，1 日 3 次分服。

【功用】利尿通淋。本方主治尿痛。

对坐神仙方

【用药】对坐神仙 30 克。

【用法】每日 1 剂，水煎分 2 次服。

【功用】利水通淋。本方用于治疗尿路感染。

夏枯草方

【用药】夏枯草 9 克。

【用法】水煎分 3 次，连服 5 天。

【功用】清肝泻火。本方用于治疗尿路感染。

白果方

【用药】白果数十粒。

【用法】炖熟连汤服下，连续服半月。

【功用】本方用于治疗尿路感染。白果有抗感染作用，但有一定毒性，使用需注意。

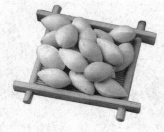

白 果

鸭跖草汤

【用药】新鲜鸭跖草 60 克。

【用法】加水浓煎去渣，分 2 次服，每日 1 剂，7 日为一疗程。

【功用】清热解毒，利湿通淋。治急性尿路感染。

川楝子汤

【用药】川楝子 30 克。

【用法】水煎，分 3 次服，每日 1 剂。

【功用】行气止痛，清除湿热。治淋证属下焦湿热者。

山楂饮

【用药】山楂 90 克（儿童 30~45 克）。

【用法】水煎服，每日 1 剂，14 日为一疗程。

【功用】消食化积，活血化瘀。治急、慢性肾盂肾炎。

菟丝子汤

【用药】菟丝子 30 克。

【用法】水煎 3 次。将 3 次药汁混合，分早、中、晚 3 次服，每日 1 剂。

【功用】补肾固肾。治劳淋属肾虚者。湿热证忌用。

榕树须方

【用药】榕树须 30 克。

【用法】与冰糖适量共煎服，每日 1 剂。

【功用】清热利湿，通淋。治淋证小便不利、涩痛属湿热者。

鱼腥草汤

【用药】新鲜鱼腥草 100 克。

【用法】水煎服，每日 1 剂。

【功用】清热解毒，利湿通淋。治尿路感染属湿热者。

慢性肾衰竭

　　慢性肾衰竭简称"慢性肾衰"，又称为"慢性肾功能不全"，是指各种原因造成的肾实质慢性进行性损害，致使肾脏不能维持其基本功能，从而呈现氮质血症、代谢紊乱和各系统受累等的临床综合征。临床上常见倦怠、恶心、呕吐、贫血，少尿、水肿等症状和肾功能受损、水电解质及酸碱平衡紊乱。本病属中医学"癃闭""虚劳"等范畴。

大黄胶囊

【用药】生大黄适量。

【用法】将其研细粉，装胶囊，每日 1~3 克（以大便每日 2 次为宜），开水送服

【功用】泻热导滞。治慢性肾衰竭，对大便秘结者尤其适宜。

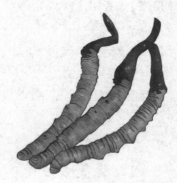

冬虫夏草

冬虫夏草方

【用药】冬虫夏草 3~6 克。

【用法】煎汤连渣服，每日1 次。

【功用】补肺益肾。治慢性肾衰属脾肾两虚者。

番泻叶饮

【用药】番泻叶 5~10 克。

【用法】加沸水 100~150 毫升，浸泡 2 小时，去渣滤过，分早、晚 2 次服完。

【功用】泻热导滞。治慢性肾衰竭，对大便秘结者尤其适宜。此方对早、中期慢性肾衰竭病人疗效显著，症状改善明显。对晚期尿毒症也具有改善症状、延长寿命的作用，为准备施行腹透或血透争取时间。

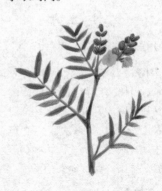

番泻叶

泌尿系结石

泌尿系结石是指肾、输尿管、膀胱和尿道的结石，以腰痛、尿血、尿出砂石或经检查发现尿路结石为特征。本病属中医学"石淋"等范畴。

金钱草汤

【用药】金钱草 30~60 克。

【用法】水煎代茶频饮。

【功用】通淋排石。治尿路结石。另可在早、晚各嚼服核桃仁 7 枚，积以时日，可以显现效果。

核桃仁方

【用药】核桃仁 120 克。

【用法】将其用麻油炸酥，加冰糖 100 克混合研磨。服时以开水调成乳状，成人每 2 日服 1 剂。也可每次服用 2 汤匙，日服 2~3 次。连续服药至结石排出，症状消失为止。

【功用】消坚开瘀。治尿路结石。

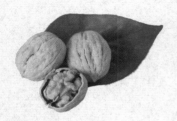

核桃仁

香附方

【用药】生香附（鲜品）80~100 克，干品酌减。

【用法】水煎服，每日 1 剂，30 日为一疗程。

【功用】理气解郁，利气疏导。

向日葵茎心方

【用药】向日葵茎心 50~80 克。

【用法】水煎服，每日 1 剂，连服 1 周。

【功用】清热利湿。治尿路结石属湿热者。

芒硝汤

【用药】芒硝 20 克。

【用法】兑水 300 毫升，1 次服完。

【功用】软坚通便。临床观察，芒硝治肾结石所致的腰腹疼痛有效，对兼有便秘者尤为适宜。

枳实汤

【用药】枳实 20 克。

【用法】加水 1000 毫升，煎 20 分钟后 1 小时内服完，多饮水，尽量憋尿，排尿时屏气用力，以增腹压，促使结石排出。

【功用】利气疏导。治输尿管结石属气滞血瘀者。

九香虫散

【用药】九香虫适量。

【用法】将其去头，焙干研粉，每次 3~6 克，每日 2 次。

【功用】理气止痛，促进排石。治泌尿系统结石症。

尿潴留

尿潴留是指膀胱内有尿而不能排出。其病因可分为阻塞性和功能性两大类。阻塞性尿潴留的病因多为尿道结石、尿道肿痛、尿路狭窄、老人前列腺增生等疾病导致尿道的机械性梗阻。功能性尿潴留的病因多为神经源性、药物性、精神源性等疾病导致神经性尿闭、膀胱括约肌痉挛。本病属中医学"癃闭"范畴。

生大黄方

【用药】生大黄 5~15 克。

【用法】用沸水 100~200 毫升浸泡 20 分钟，顿服，每日 1~2 次。

【功用】泻热通便。治急性尿潴留。

牙皂散

【用药】牙皂 3 克。

【用法】研极细末，装瓶备用。治疗时取少许吹入患者鼻孔取嚏，通常尿即随嚏而下。

【功用】开窍利尿。治小便癃闭不通。

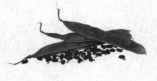

牙皂

蝼蛄方

【用药】蝼蛄 20 只。

【用法】去头、足、翼，煎汤 1 小碗，顿服。

【功用】清热利尿。治腹部手术后膀胱麻痹引起的尿潴留。本品性较峻利，虚弱者用量宜轻，也可配补品同服。

芒硝方

【用药】芒硝 100~150 克。

【用法】加开水 50 毫升，纱布浸蘸后湿敷小腹部，一般 1~2 个小时即起作用。

【功用】软坚通便。治术后或老年癃闭。

车前子方

【用药】生车前子适量。

【用法】捣烂研细，加精盐少许，以凡士林调为膏状，用时先消毒神阙穴，再将车前子膏涂在穴位上，然后覆盖纱布，外用胶布固定，一般贴敷 30~60 分钟，每日 1 次。

【功用】利水消肿。治术后尿潴留。

莱菔子方

【用药】莱菔子 10 克。

【用法】炒熟，1 次吞服。

【功用】利气，通水。治尿潴留，腹胀。该方对动力性尿路梗阻效果好，对前列腺增生引起的机械性尿路梗阻也有一定效果。

田螺方

【用药】田螺 3 枚。

【用法】捣烂，加青盐 10 克，摊开如薄饼状，贴脐下 4 厘米处。

【功用】利尿缓急。治癃闭。

尿频症

尿频症是指小便次数增多，排除尿路感染等器质性疾患。临床表现为尿频、尿急，但无明显尿痛，无遗尿，尿常规检查无异常结果。本症多见于老人及小孩，常因肾气虚所致。

金樱子方

【用药】金樱子适量，猪肚1个。

【用法】去净外刺和内瓣，与猪肚1个共煮熟服。

【功用】缩尿止遗。治小便频数、多尿、小便不利。

何首乌饮

【用药】何首乌20克。

【用法】煎汤代茶饮，日1剂。

【功用】补肝肾，益精血。治小儿尿频数。

鸡内金散

【用药】鸡内金适量。

【用法】焙干研末，每次5克，每日3次，温开水冲服。

【功用】缩尿止遗，治尿频数。

栗子方

【用药】生栗子适量。

【用法】每日早晚各食生栗子1~2枚，嚼食后咽。

【功用】健脾补肾。治老人肾亏，小便频数，腰脚无力。

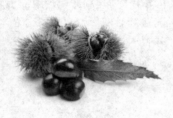

栗 子

核桃仁方

【用药】核桃仁2个。

【用法】将其煨熟，每晚临睡前食用。

【功用】补肾缩尿。治老人肾虚尿频及夜尿症。

补骨脂酒

【用药】补骨脂60克。

【用法】放入500克的白酒中浸泡，7日后饮用。每日早、晚各服1盅。

【功用】补肾缩尿。治老人肾虚尿频。

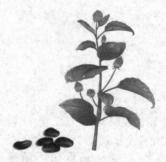

补骨脂

前列腺炎

　　前列腺炎是前列腺非特异性急性或慢性炎性反应，为成人男性生殖系统最常见的疾病之一。急性前列腺炎常有发热、寒战、会阴部坠胀、疼痛、尿频、尿急、尿痛等症状，慢性前列腺炎常有急性前列腺炎发作病史，症见尿频、尿急、余沥不净、尿后有白色黏液、腰部酸痛、阳痿、早泄、血精、性欲减退。急性前列腺炎属中医"热淋"范畴。慢性前列腺炎属中医学"劳淋"等范畴。

蒲公英汤

【**用药**】蒲公英 50 克。

【**用法**】水煎代茶频服，每日 1 剂，连用 1 个月。

【**功用**】清热解毒消痈。治前列腺炎。

爵床汤

【**用药**】鲜爵床草 60 克（干品 15 克）。

【**用法**】水煎 2 次，合成一大碗，加适量冰糖烊化，分 2 次服。

【**功用**】清热利湿，活血止痛。治急性前列腺炎。

猕猴桃饮

【**用药**】新鲜猕猴桃 50 克。

【**用法**】捣烂后加温开水 250 毫升，调匀后饮服。

【**功用**】解热通淋。治前列腺炎小便涩痛。

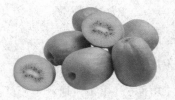

猕猴桃

荸荠饮

【**用药**】荸荠 150 克。

【**用法**】洗净切碎后捣烂，加温开水 250 毫升，调匀后滤去渣皮，饮汁，每日 2 次，连服 2 周。

【**功用**】解热通淋。治前列腺炎小便涩痛。

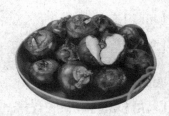

荸荠

生大黄方

【**用药**】生大黄 9 克。

【**用法**】放入砂锅内，加水 200~400 毫升，倒入瓷盆中熏洗会阴部，待药液不烫手时再用毛巾浸液擦洗会阴处。同时用手指在局部做顺时针按摩，早、晚各 1 次，每次 30 分钟，每剂熏洗 2 次。

【**功用**】清热利湿，祛瘀解毒。治慢性前列腺炎。

前列腺增生

前列腺增生是男性进入老年后由于体内性激素平衡失调而引起腺体的良性增生性病变。增生的前列腺压迫后尿道或膀胱颈部引起小便不畅、尿路梗阻、尿潴留。本病属中医学"淋证""癃闭"范畴。治宜选用清湿热、散瘀结、调气机、利水湿、补脾肾等方法。

葱白熨脐方

【用药】葱白 10 根。

【用法】将其捣烂分为 3 等份，置锅内加热，用纱布包裹交替熨脐部。

【功用】温经通阳，化气行水。治前列腺肥大，小便困难，点滴而出，甚至小便不通。若加少许麝香，其效尤速。

浮小麦方

【用药】浮小麦 120 克。

【用法】微炒，煎汤频饮，可长期代茶饮服。

【功用】除虚热，止汗。本方对前列腺肥大症能防能治，收效颇著。

棕榈根汤

【用药】鲜棕榈根 100 克。

【用法】水煎，加红糖适量，每日 1 剂。

【功用】利小便。治前列腺增生，小便不利。

野燕麦汤

【用药】野燕麦 60 克。

【用法】水煎服，每日 1 剂。

【功用】补虚损，通利小便。治前列腺增生，小便不利。该方民间常用于治疗癃闭，因有补虚作用，故对年老体弱者尤其适宜。

向日葵髓心方

【用药】向日葵髓心 30 克。

【用法】与猪瘦肉 100 克同煎，待肉熟后吃肉喝汤，分 2 次服完，每日 1 剂。

【功用】利小便。治前列腺增生，小便不利。

五味子方

【用药】五味子 100 克。

【用法】浓煎取药液 100 毫升，做保留灌肠，每日 1~2 次。

【功用】敛肺滋肾。治老年人单纯性前列腺增生。

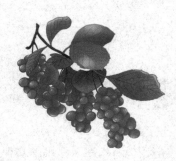

五味子

威灵仙汤

【用药】威灵仙 150 克。

【用法】煎汤频服。

【功用】祛风湿，通经络。可治老年前列腺增生性癃闭。

05 血液系统疾病

缺铁性贫血

缺铁性贫血是指因体内贮存铁的缺乏而影响血红蛋白的合成所引起的贫血。临床表现为头晕、乏力、心悸、气短、面色苍白。本病相当于中医学"萎黄""黄胖病"等范畴。

阿胶猪瘦肉汤

【用药】阿胶6克。

【用法】取猪瘦肉100克，加水适量先炖，熟后入阿胶炖化，低盐调味，饮汤食肉。

【功用】滋阴补血。治贫血。

阿胶膏

【用药】阿胶500克。

【用法】与冰糖100克一起放入250毫升的黄酒中浸泡一夜后，隔水炖，待阿胶完全烊化后即成膏药。每日取1小汤匙开水冲服，每日2次。

【功用】滋阴养血。治贫血。

何首乌猪瘦肉汤

【用药】制何首乌50克。

【用法】与猪瘦肉300克共炖熟，分2次食肉喝汤，每日1剂。

【功用】补肝肾，益精血。治贫血。

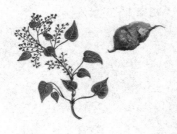

何首乌

龙眼白糖水

【用药】龙眼肉10克。

【用法】与冰糖适量泡开水代茶饮，每日1剂。

【功用】补益心脾，养血安神。治贫血，失眠，心悸，多梦。

三七粉

【用药】三七适量。

【用法】打碎，用食用油炸至棕黄色，研为细末，每服3~5克，每日2~3次，用鸡汤或肉汤送服。

【功用】补益气血。治贫血，少气乏力，面色无华。民间认为生三七散瘀止血，熟三七补益气血。

木耳糖水

【用药】木耳20~30克。

【用法】熬汤后加适量白糖温服，每日1剂。

【功用】益气养血。治贫血。

再生障碍性贫血

再生障碍性贫血是由于不同病因引起的骨髓造血功能障碍所致的一组综合征，以全血细胞减少而伴有相应的贫血、出血、感染为主要临床表现。本病多属中医学"虚劳""血证"范畴。

鹿茸粉

【用药】鹿茸粉适量。

【用法】每次取 1 克，口服，每日 2 次，用温开水送下，连服 3 个月。

【功用】补肾阳，益精血。治再生障碍性贫血。

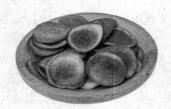

鹿茸

野菊花汤

【用药】野菊花根茎 30 克，瘦猪肉 30 克。

【用法】野菊花根茎与猪瘦肉同煮，去渣，食肉及汤，每日 1 剂。

【功用】清热解毒。

三七粉

【用药】三七 90 克。

【用法】锅内置鸡油适量，放入三七炸至黄色，放凉后研细末，每次 5 克，白开水送服，每日 3 次。

【功用】补益精血。治再生障碍性贫血。

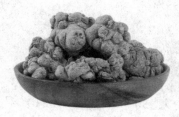

三七

原发性血小板减少性紫癜

原发性血小板减少性紫癜是一种常见的出血性疾病，其发病机制与体内抗体破坏自身血小板有关。临床上分急性和慢性两型，急性型多见于儿童，慢性型见于青年，以女性为多。主要临床表现为皮下、黏膜下出现大小不等的瘀点和瘀斑，常见于四肢及躯干，可伴有内脏出血。本病属中医学"血证""发斑"范畴。

甘草汤

【用药】甘草 25~30 克。

【用法】水煎，分 3 次服。

【功用】清热解毒。治原发性血小板减少性紫癜。

商陆汤

【用药】商陆 9 克。

【用法】加水 2 碗，文火煎 2 小时，取药汁 1 碗，分 2 次温服，每日 1 次。

【功用】泻火解毒。治血小板减少性紫癜属血热者。

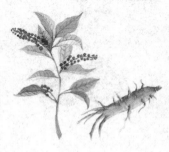

商 陆

紫草汤

【用药】紫草 30~60 克。

【用法】水煎服，每日 1 剂。

【功用】清热凉血活血。治血小板减少性紫癜。

连翘饮

【用药】连翘 18 克。

【用法】加水用文火煎成 150 毫升，分 3 次饭前服。

【功用】泻火解毒。治血小板减少性紫癜、过敏性紫癜。

栀子方

【用药】栀子 15 克。

【用法】打碎，加水 1 碗，煎至半碗，去渣，加蛋清两个，煮熟后合药液 1 次服完，每日 1 次。

【功用】清热凉血止血。治血小板减少性紫癜属血热者。

生大枣方

【用药】生大枣适量。

【用法】将其当点心常服。

【功用】补气养血摄血。治血小板减少性紫癜属心脾两亏，营血虚损者。症见双下肢紫斑，头晕乏力，纳少。

花生衣汤

【用药】花生衣 60 克。

【用法】加冰糖适量，水炖服。

【功用】凉血止血。治血小板减少性紫癜。

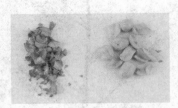

花 生

白细胞减少症

白细胞减少症是指白细胞计数持续低于 4000 个／微升时，临床表现为头晕、乏力、心悸、低热等各种虚证。本病属中医学"虚劳"范畴。治疗多选用补益气血、温养脾肾等治法。

补骨脂丸

【用药】补骨脂适量。

【用法】将其微炒，研为细末，炼蜜为丸，每丸重约 6 克。每服 1~3 丸，每日 3 次，盐开水送下。也可取其粉 3 克，盐开水送下。1 个月为一疗程。

【功用】补肾助阳。治白细胞减少症。据毕士佐医师临床观察，疗效满意。

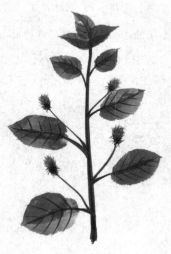

补骨脂

白术汤

【用药】白术 30 克。

【用法】水煎服，早晚各 1 次，每日 1 剂。

【功用】补脾益气。治白细胞减少症。

枸杞子汤

【用药】枸杞子 50 克。

【用法】水煎服，每日 1 剂，连服 10~20 天。

【功用】滋肾补肝。治白细胞减少症。

鸡血藤汤

【用药】鸡血藤 300 克。

【用法】加水 1500 毫升，文火煎至 600 毫升，每次服 50 毫升，每日 4 次。10 日为一疗程。

【功用】补血活血，疏通经络。治放疗所致的白细胞减少症。

黄精汤

【用药】黄精 90 克。

【用法】水煎成 90 毫升，加少许糖，装入保温瓶，成人每服 10 毫升，一日 3 次。连服 1 个月为一疗程，一般服 2 周后白细胞开始增加。

【功用】补中益气，润心肺。治白细胞减少症。

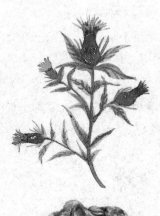

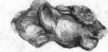

白术

06 内分泌系统及代谢疾病

糖尿病

糖尿病是由于人体内胰岛素分泌缺陷或胰岛素作用缺陷致血糖升高所引起的一类慢性疾病。临床表现以多饮、多食、多尿、消瘦为特征。本病属中医学"消渴"范畴。可选用养阴生津、润燥清热等治疗方法。

蚕茧壳方

【用药】蚕茧壳或乱丝绵15克。

【用法】水煎服茶。忌饮茶。又方用蚕肾炒服，每次6克，1日3次，连服10天。

【功用】清热止血。此方对糖尿病有效。

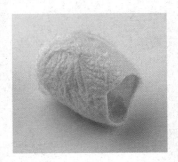

蚕茧壳

葵花根方

【用药】葵花根250克。

【用法】水煎清晨服。

【功用】此方对糖尿病有效。

野蔷薇花根皮方

【用药】野蔷薇花根皮24克。

【用法】水煎服，连服2次。

【功用】活血化瘀，祛风祛湿。本方适用于治疗小儿消渴者。

生鸡蛋方

【用药】生鸡蛋5个。

【用法】生鸡蛋5个，打碎置碗中，加入醋150毫升调和，放置约36小时，再用醋250毫升与原有的蛋醋液混合调匀。每日早晚口服15毫升。

【功用】此方经实践证明，可以改善机体的酸碱平衡，及人体分泌功能，使各腺体分泌正常，连续服用，对糖尿病有一定的疗效。

生猪胰子方

【用药】生猪胰子1个。

【用法】先用冷开水洗净，切块后，再用冷开水洗净。每日空腹吞服10余小块（约6克），陈酒送服，连服1月。又方①猪胰子用水煮至八成熟，每日晨服1次，每次1个。②猪胰250克，焙干为末，水丸，每次服9克，1日3次。忌糖。③猪胰21克，用豆腐皮包生吞，1日分3次服。④猪胰1条，切碎捣烂，布包绞汁服，须连服。⑤猪胰1个、白石脂9克，混合用蜜为丸，早、晚各服9克，饭前开水送服。⑥猪胰1个、薏苡仁50克，水煎连药米汤服，连服10天。⑦猪胰1个、黄芪100克，水煎服。

【功用】健脾益肺。治疗糖尿病。

亚腰葫芦方

【用药】亚腰葫芦1个。

【用法】将其果肉切碎，拌在羊肉里做成饺子或包子馅，每日1次，连服数日。亦可用干品研成粗粉，水煎内服，每日3次。

【功用】本方为治疗消渴病的良方，使血糖下降，症状明显改善，可作为综合治疗的方法之一。

糯稻草方

【用药】糯稻草适量。

【用法】取糯稻草剪去两端，留中节烧灰存性，每日取 2.4 克，开水冲服，连服半个月。

【功用】健脾养胃。治疗糖尿病。

地骨皮饮

【用药】地骨皮 50 克。

【用法】加水 1000 毫升，慢火煎至 500 毫升，置瓶中少量频饮。

【功用】清热凉血，降血糖。治糖尿病。

山药泥

【用药】山药适量。

【用法】将其蒸熟，每次吃饭前先吃山药 90~120 克。也可煎水代茶饮。

【功用】补脾胃，益肺肾。治糖尿病属气阴两虚者。症见消渴多饮，小便频数，多食易饥，肌肉消瘦。可作为治疗糖尿病的辅助药。

白僵蚕散

【用药】白僵蚕适量。

【用法】研为细末，每次 5 克，每日 3 次，饭前开水送服。2 个月为一疗程，休息半个月再进行第 2 疗程。

【功用】降血糖。治糖尿病。

蚕蛹散

【用药】蚕蛹适量。

【用法】焙干研细末，每次 3~6 克，每日 2 次，开水送服。

【功用】祛风健脾，止消渴。治糖尿病。

绞股蓝茶

【用药】绞股蓝 30 克。

【用法】将其置保温杯中，用开水泡服，当茶饮。

【功用】生津润燥止渴。治糖尿病口渴多饮。

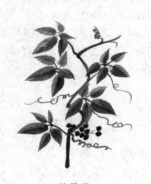

绞股蓝

天花粉

【用药】天花粉 15 克。

【用法】水煎，当茶饮。

【功用】生津润燥止渴。治糖尿病口干舌燥，烦渴多饮。

蚕沙散

【用药】蚕沙适量。

【用法】焙干研末，每次 6 克，凉开水送服。

【功用】和胃化浊。治消渴。

仙鹤草汤

【用药】仙鹤草 30~80 克。

【用法】水煎频服，每日 1 剂。

【功用】补虚强壮，降血糖。治糖尿病。

麦门冬汤

【用药】鲜麦门冬全草 30~50 克。

【用法】切碎，煎汤代茶饮服，每日 1 剂，连用 3 个月。

【功用】清热生津止渴。治糖尿病属肺胃燥热津伤者。

甲状腺功能亢进症

甲状腺功能亢进症简称"甲亢"是指甲状腺功能增强，分泌的激素增多，使甲状腺激素在血循环中的水平增高所致的一组内分泌疾病。临床表现为怕热、多汗、易饥多食、消瘦、心悸、乏力、手足震颤、甲状腺肿大、突眼。本病属中医学"瘿气"范畴。

黄药子汤

【用药】黄药子10克。

【用法】水煎2次，混匀，早、晚分服，每日1剂。

【功用】清热解毒，散结消瘿。治甲状腺功能亢进症。

夏枯草汤

【用药】夏枯草30克。

【用法】水煎服，每日1剂。

【功用】清热散结。治甲状腺功能亢进症。

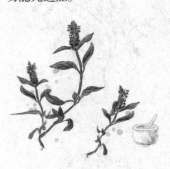

夏枯草

蒲公英汤

【用药】蒲公英60克。

【用法】水煎成2碗，温服1碗，另1碗趁热熏洗。每日1~2次，连用15~25日。

【功用】清热解毒，消肿散结。

单纯性甲状腺肿

单纯性甲状腺肿是以缺碘、致甲状腺肿物质等因素所致的代偿性甲状腺肿大，无明显的甲状腺激素分泌异常。临床以甲状腺肿大为特征。好发于女性，尤其多见于青春期、妊娠期、哺乳期。本病属中医学"瘿病"范畴，俗称"大脖子"。可选用疏肝解郁、理气化痰、软坚散结、活血化瘀、滋阴清火等治疗方法。

五倍子外敷方

【用药】五倍子适量。

【用法】将其放入砂锅内炒黄（忌铁器），冷却后研成末，晚上睡觉前用米醋调成膏状敷于患处，次晨洗去，每天1次，7次为一疗程。

【功用】除湿敛疮，散结消核。治甲状腺肿。

夏枯草汤

【用药】夏枯草全草20~50克。

【用法】水煎服；亦可水煎去渣，加猪瘦肉片适量煮熟，后调味，喝汤食肉。可连服10~15日。

【功用】清肝散结。治甲状腺肿大。

威灵仙方

【用药】鲜威灵仙全草1棵。

【用法】洗净，捣极烂，敷患处。

【功用】软坚散结。治甲状腺肿大。

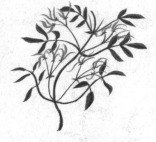

威灵仙

芒硝外敷方

【用药】芒硝适量（根据囊肿大小）。

【用法】将其装入纱布袋内，约成1厘米厚度，于晚间睡前敷于患处，用清水喷湿纱布袋表面，上盖同样尺寸塑料薄膜，用胶布固定，并热敷。晨起去药，每日1次，7日为一疗程。

【功用】软坚散结。治甲状腺囊肿。

海藻汤

【用药】海藻30~60克。

【用法】水煎代茶饮。

【功用】软坚散结。治甲状腺肿。

昆布散

【用药】昆布250克。

【用法】将其研细末，每次3克，每日3次，开水冲服。

【功用】软坚散结，消痰清热。治单纯性甲状腺肿，对早期增生性肿大有一定效果。

金银花饮

【用药】金银花6~9克。

【用法】沸水浸泡30分钟后代茶饮用，每日2~3次，30日为一疗程，连续服用2个疗程。

【功用】清热解毒。治结节性甲状腺肿。

单纯性肥胖症

单纯性肥胖症是指营养过度或能量消耗过少造成体内脂肪堆积过多，超过标准体重20%以上，且排除神经内分泌功能失调所致者。临床以均匀性肥胖为主要表现。轻者可无症状，重度者常有乏力、头痛、头晕、气短、腹胀、便秘，甚或情绪抑郁、性功能减退等症状。

大黄汤

【用药】大黄4~6克。

【用法】水煎服。

【功用】清热导滞，降脂减肥。治单纯性肥胖症，大便干燥偏实证者。

荷叶散

【用药】败荷叶适量。

【用法】烧灰存性，研末，米汤调下，每次3~6克，每日2~3次。

【功用】清热除湿，减肥降脂。治单纯性肥胖症有湿热者。前人有"荷叶灰服之，令人瘦劣"之说。用于减肥，患者还应适当控制饮食，增加运动量。

枸杞子饮

【用药】枸杞子30克。

【用法】开水稍煎，代茶饮，每日2次。

【功用】滋阴养血，减肥降脂。治肝肾阴虚的单纯性肥胖症。

薏苡仁汤

【用药】薏苡仁30克。

【用法】水煎服，每日2次。

【功用】利水渗湿，减肥降脂。治脾虚湿阻的单纯性肥胖症。

赤小豆汤

【用药】赤小豆60克。

【用法】熬汤食用，每日1剂。

【功用】健脾利湿，减肥降脂。治脾虚湿阻的单纯性肥胖症者。

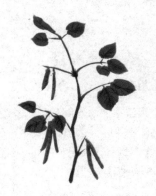

赤小豆

山楂汤

【用药】山楂10~15克。

【用法】水煎代茶饮。

【功用】消食导滞，减肥降脂。治食滞中焦的单纯性肥胖症。

虎杖汤

【用药】虎杖10~30克。

【用法】水煎服，每日1剂。

【功用】祛风利湿，减肥降脂。治火热较重的单纯性肥胖症。

番泻叶饮

【用药】番泻叶3~6克。

【用法】水煎代茶饮。

【功用】清热通便，降脂减肥。治单纯性肥胖症大便干燥偏实证者。

痛风

痛风是由于嘌呤代谢紊乱使血中尿酸过高，引起组织损伤的一组疾病。临床表现为高尿酸血症，尿酸结石及特征性急性关节炎反复发作。本病相当于中医学"痹证""痛风"等范畴。

淡竹叶猪蹄汤

【用药】淡竹叶 60~100 克。

【用法】与猪蹄 500 克一起放瓦罐内，加水适量，文火炖熟后，去药渣，吃猪蹄喝汤。一天 1 剂，分次服完，连服 3 剂为一疗程。

【功用】清热泻火，利尿，除烦。可以辅助治疗痛风，缓解痛风引发的关节疼痛。

山慈菇汤

【用药】山慈菇 5 克。

【用法】加水浓煎 150 毫升，去渣，加蜂蜜适量调匀，早、晚分服，每日 1 剂。

【功用】清热解毒，消肿止痛。治痛风。

黄花菜方

【用药】鲜黄花菜 30 克。

【用法】水煎后去渣，冲入黄酒适量服，每日 1 剂。

【功用】通络止痛。治痛风关节红肿疼痛。

车前子汤

【用药】车前子 30 克（纱布包）或车前草 30~60 克。

【用法】水煎，代茶饮，每日 1 剂。

【功用】清热利尿，促尿酸排泄。治痛风属湿热者，症见指、趾小关节红肿热痛，血尿酸高。

土茯苓饮

【用药】土茯苓 30~60 克。

【用法】水煎服，每日 1 剂。

【功用】清热利湿，促尿酸排泄。治痛风。

滑石汤

【用药】滑石 40 克（布包）。

【用法】加水 500 毫升，浸泡 30 分钟后，煮沸，频服代茶饮，每日 1 剂。用药期间逐渐停服秋水仙碱等药物。

【功用】清热利湿。治痛风属湿热蕴结者。

樟木方

【用药】樟木 250~500 克。

【用法】切片（樟木屑亦可），加水 3000 毫升，浸泡 30 分钟，煎煮 30 分钟后去渣取药液，倒入盆中，熏洗患处，每日 1 剂。

【功用】祛风散寒，温经通络，消肿止痛。治痛风性关节炎属寒湿阻滞者，症见关节冷痛剧烈，遇热痛减，舌淡苔白，脉迟。

钩藤根方

【用药】钩藤根 250 克。

【用法】加烧酒适量，浸 1 天后分 3 次服完。

【功用】活血通络止痛。治痛风性关节炎属气滞血瘀者。

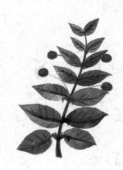

钩藤

07 神经系统与精神性疾病

头痛

头痛是临床常见的症状，可因多种急、慢性疾病引起，如感冒、鼻炎、鼻窦炎、三叉神经痛、高血压、偏头痛、紧张性头痛、脑外伤后头痛等。

中医学认为头痛的病因多因外感风寒、风热、风湿之邪犯，也因肝、脾、肾三脏功能失调或虚损，以致风、火、痰、瘀、虚诸因使脉络阻闭或失养，清窍不利所致。根据头痛发生的部位，有全头痛、偏头痛、偏正头痛、前额痛、头顶痛、后头痛之分。头痛剧烈，经久不愈，呈发作性者，又称作"头风"。

全蝎方

【用药】全蝎9克。

【用法】水煎，分3次服，1日1剂，连服10日。又方加甘草9克，共研末，每次服3克，1日2次。

【功用】息风镇痉，通络止痛。

蔓荆子方

【用药】蔓荆子6克。

【用法】水煎常服。又方加石楠叶9克，煎汤代茶，连服3天。

【功用】疏散风热，清利头目。治头痛。

大附子方

【用药】大附子1枚。

【用法】大附子去皮脐，研末，葱汁面糊为丸状，如绿豆大，每次服10丸，清茶送服。又方大附子1枚与绿豆一同煮，以豆熟为宜，服时将附子取出，只食绿豆。附子每枚可煮至5次，然后将附子为末服。本品有毒性，使用时需注意。

【功用】回阳救逆，补火助阳，散寒止痛。用于治疗阳虚头痛。

地肤子方

【用药】地肤子15克。

【用法】研细，加姜汁1汤匙，开水吞服，盖被出汗。

【功用】清热利湿，祛风止痒。治头痛。

大花双参方

【用药】大花双参20克。

【用法】将上药水煎，或炖肉服均可。每日3次，每日1剂。

【功用】本方具有活血调经、补气补肾、补脑止痛、祛风降温之功。主治体虚、不孕、月经不调、头晕头痛等症。彝医用于治疗头晕头痛。

荷叶方

【用药】荷叶15克。

【用法】水煎服，或为末服9克。又方①荷叶1张、鸡蛋2个，加红糖适量煎服，连服6次。②莲蓬壳不拘量，水煎频服。

【功用】清暑化湿，升发清阳，凉血止血。治偏头痛。

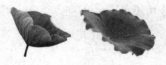

荷叶

草果方

【用药】草果 3 克。

【用法】将上药研末，每日 1 次，每次 3 克。

【功用】本方具有补益身体、健胃、解毒除湿止痛之功效。彝医广泛用于治疗头晕头痛，效果较为独特。

桂圆壳方

【用药】桂圆壳不拘量。

【用法】水煎代茶。

【功用】祛风解毒。治头痛。

荞麦面方

【用药】荞麦面 60 克。

【用法】炒热，加醋再炒，用布包扎，趁热敷两太阳穴，勿见风，冷则换。

【功用】祛风止痛。治头痛。

草决明方

【用药】草决明 60 克（炒）。

【用法】为末，用茶调敷两太阳穴，干则换。又方用决明子适量炒研，茶调用法同上。

【功用】祛风止痛。治风热头痛。

梧桐树叶方

【用药】梧桐树叶适量。

【用法】将叶炒熟敷于头上。

【功用】祛风除湿。治头痛。

黄烟叶

【用药】黄烟叶 30 克。

【用法】用热水煮透，趁热敷。敷时将烟叶放开，敷在头部及两太阳穴处。注意勿使烟水流入眼内。

【功用】行气止痛。治头痛。

生白果方

【用药】带壳生白果 60 克。

【用法】将白果捣裂入砂锅，加水 500 毫升，文火水煎至 300 毫升，分 2 次 1 日服完。

【功用】本方适用于治疗前额部阵发性头痛，发作时重浊钝痛，嗡嗡作响，伴有胀闷感，检查无器质性病变，属于神经性头痛者。

野菊花

【用药】野菊花 30 克。

【用法】水煎服，每日 1 剂。

【功用】本方用于治疗肝阳上亢型头痛，并能预防各型脑炎。虚寒者勿用。

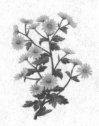

野菊花

雷五加方

【用药】雷五加 20 克。

【用法】将上药洗净晒干，炖肉服，每日 1 剂。

【功用】本方具有活血化瘀、补虚益神、止血止痛、祛风除湿之功效。对于气血虚、体虚等所致头痛效果好。为彝医独特方剂。

大蒜方

【用药】大蒜 1 个。

【用法】研取汁，患者仰卧，点入鼻腔，使眼中流泪。又方用葱头数个，捣碎布包搽前额。

【功用】温中行滞，治头痛。

辛夷方

【用药】辛夷适量。

【用法】研细末，吸鼻腔内，1 日用 2 次。

【功用】散风寒，通鼻窍。用于治疗头痛、头晕。

失眠

　　失眠是以睡眠困难为主要表现的一种病症。表现为入睡困难，睡后易醒，醒后难以再睡，严重者甚至整夜不能入睡。本症属中医学"不寐"范畴。可选用补气养血、滋阴降火、清热化痰、清心泻火、宁心安神、重镇安神等治疗方法。治疗期间宜注意精神及生活方面的调摄，临睡前避免吸烟、喝浓茶及精神亢奋等情况。

酥油方

【用药】酥油适量。

【用法】将酥油煨化擦头部的百会、上星、头维、哑门等穴，以及手足心，再用糌粑擦干，每晚1次，7次为1个疗程。

【功用】安神补脑。本方治疗神经衰弱型失眠。

花生叶方

【用药】花生叶90克。

【用法】取鲜花生叶煮水喝。

【功用】补益心脾，镇静安神。本方治疗神经衰弱型失眠。

糯稻根方

【用药】糯稻根60克。

【用法】水煎，每晚服1大碗。

【功用】固表止汗。本方治疗失眠。

酸枣仁方

【用药】酸枣仁15克。

【用法】焙焦为末，顿服，每日1次。

【功用】养心安神。本方治疗失眠。

莲子心方

【用药】莲子心30个。

【用法】水煎入盐少许，每晚临睡时服。

【功用】清心除烦。本方治疗失眠。

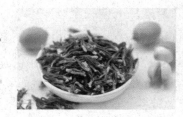

莲子心

小叶薄荷方

【用药】小叶薄荷15克。

【用法】水煎服，每日1剂。

【功用】本方具有镇静安神、宁心的功效，主治失眠、心悸。

肉果草方

【用药】肉果草1.5~3克。

【用法】研为细末，温开水冲服，每日2~3次。

【功用】本方具有安神宁心的功能，主治失眠健忘症。

珍珠母粉方

【用药】珍珠母适量。

【用法】研极细末，每晚临睡前服1.5~2.4克。

【功用】安神镇静。治失眠。

灯心草饮

【用药】灯心草18克。

【用法】煎汤代茶常服。

【功用】清心除烦。治心火上扰所致的心烦失眠。

龙眼肉鸡蛋方

【用药】龙眼肉 15 克。

【用法】先煮龙眼肉，再加入鸡蛋 1 个，蛋熟后加糖少许，每日 1 次。

【功用】补气血，安心神。治气血两虚所致的失眠、心悸、健忘。

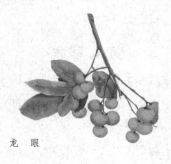

龙 眼

酸枣仁散

【用药】酸枣仁 30 克。

【用法】炒香研末，每日 3 克，每晚睡前冲服。

【功用】养心安神。治心血不足所致的失眠多梦、心悸怔忡。

珍珠母粉

【用药】珍珠母适量。

【用法】研极细末，如用水飞更好，每晚临睡前服 1.5~2.4 克。

【功用】安神定惊。本方治疗失眠。

桑葚方

【用药】桑葚 15 克。

【用法】水煎常服。

【功用】滋阴补血。本方治疗失眠。

柏子仁猪心方

【用药】柏子仁 10~15 克。

【用法】猪心 1 个，将柏子仁放入猪心内，隔水炖熟服食。3 天左右 1 次。

【功用】养心安神。治气血两虚所致的失眠、心悸、怔忡、神经衰弱。一般服 2~3 次可见效。对兼有血虚肠燥便秘者尤其适宜。

玄明粉方

【用药】玄明粉适量。

【用法】每次 9 克，冲服，空腹下，日 2 次。

【功用】清火祛燥安神。治心烦燥热之失眠。症见失眠，心烦易躁，大便干，小便黄。

鲜花生茎尖方

【用药】鲜花生茎尖 30 克。

【用法】将其放入茶具内，用开水 150 毫升冲泡，每晚睡前 1 小时服完。一般 2~3 日即可明显见效。

【功用】养心安神。治失眠。

花生叶汤

【用药】花生叶 25~50 克（鲜品 50~70 克）。

【用法】每晚睡前水煎服，每日 1 剂。

【功用】养心安神。治失眠、多梦。

小蓟饮

【用药】小蓟花干品 6 克（或鲜品 10 克）。

【用法】用开水 30~50 毫升浸泡 10 分钟。睡前饮服，每日 1 剂。

【功用】凉血。治顽固性失眠。

苦参汤

【用药】苦参 500 克。

【用法】浓煎成 1000 毫升，加糖适量。成人每次 20 毫升，小儿每次 5~15 毫升，睡前 1 次口服。

【功用】清心泻肝。治心经有热之失眠。

神经衰弱

　　神经衰弱是以大脑皮质功能失调为表现的疾病。其特点是精神易兴奋和易疲劳，症状具有多样性、波动性及可逆性。表现为头痛、头晕、失眠、多梦、易激动、心悸，也有精神不振、疲劳、记忆力减退等症状。部分女性病人可有月经不调，男性病人有遗精、阳痿等。本病属中医学"不寐""心悸""郁证"等范畴。可选用镇惊、安神、定志、养心、解郁、益气、养血、滋阴等治法。

远志粉

【**用药**】远志适量。

【**用法**】焙干研粉，每服 3 克，每日 3 次，米汤冲服。

【**功用**】安神益志。治神经衰弱，健忘心悸，多梦失眠。

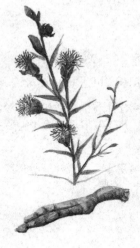

远　志

徐长卿方

【**用药**】徐长卿全草适量。

【**用法**】将其制成散剂、丸剂（蜜丸）或胶囊服用。散剂每次 10~15 克，丸剂（每丸含生药 5 克），每次 2 丸，胶囊每个 0.5 克，每服 10 个，均每日 2 次。

【**功用**】镇静，醒神和胃。治神经衰弱，对于改善头痛、失眠、健忘、易疲乏、焦虑等症状有一定效果。

珍珠母粉

【**用药**】珍珠母适量。

【**用法**】研为细末，装入胶囊，每粒 0.3 克，每日 3 次，每次 2 粒，开水送下。

【**功用**】安神定惊。治神经衰弱，头晕胀痛，失眠心悸。

五味子汤

【**用药**】五味子 6 克。

【**用法**】水煎，分 3 次服。

【**功用**】益气生津。治神经衰弱。

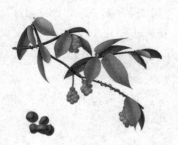

五味子

百合蜂蜜饮

【**用药**】生百合 100~150 克。

【**用法**】与蜂蜜 50 克拌和蒸熟，临睡前 30 分钟食用。

【**功用**】润肺止咳，清心安神。治神经衰弱，失眠多梦，虚烦惊悸，对兼有肺燥咳嗽者尤其适宜。

败酱草汤

【**用药**】败酱草 300 克。

【**用法**】加水 1500 毫升，文火煎至 600 毫升，上、下午各服 1 次，每次 50 毫升，晚上睡前服 150 毫升，7 日为一疗程。

【功用】降低神经系统兴奋性。治神经衰弱。

桑葚汤

【用药】鲜桑葚 30~60 克。

【用法】水煎煮，可加适量冰糖调服。

【功用】滋阴补血，生津润肠。治神经衰弱之失眠、健忘，对兼有习惯性便秘者尤其适宜。

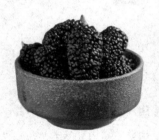

桑 葚

丹参汤

【用药】丹参 30 克。

【用法】水煎，每日 1 剂，早、晚分服，30 日为一疗程。

【功用】凉血安神。治神经衰弱、心烦失眠。

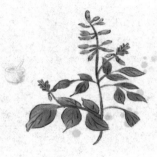

丹 参

酸枣仁汤

【用药】酸枣仁 4~30 克，猪心 1 个。

【用法】猪心切片，与酸枣仁同煮熟，睡前服。

【功用】养心安神。治失眠心悸、神经衰弱。

蛤蟆油冰糖饮

【用药】干蛤蟆油 3~6 克，冰糖适量。

【用法】以清水 250 毫升浸泡 1 夜，第 2 天再加冰糖适量炖服，每日 1 次，连服 10~20 天。

【功用】补肾益精，养阴润肺。治神经衰弱性头痛、眩晕、失眠，产后虚弱，慢性胃病，胃下垂等。

鸡蛋醋

【用药】鸡蛋数枚，米醋 180 毫升。

【用法】把鸡蛋洗净，泡在好米醋内，每 1 个鸡蛋加米醋 180 毫升，醋要漫过鸡蛋，盖严密封，7 天蛋壳软化，用筷子搅匀，食之不拘数量，食完再泡，直至病愈。

【功用】补阴血，安神魂。治神经衰弱，失眠。

灵芝酒

【用药】灵芝 150 克，酒适量。

【用法】与白酒适量密封浸泡 20 天后备用。每次 15~20 毫升，一日 2~3 次。

【功用】养心安神。治神经衰弱，失眠。

梅尼埃病

　　梅尼埃病又称膜迷路积水，是由内耳迷路积水引起前庭功能障碍所导致的疾病，临床表现为阵发性反复发作的眩晕，发病突然，头晕目眩，如坐舟车，甚则天旋地转，动则呕吐，伴有听力减退、耳鸣等。本病属中医学"眩晕"范畴。可选用健脾和胃、燥湿化痰、平肝潜阳等治法。

生姜方

【用药】生姜 10 克。

【用法】上药入口中嚼后咽下。

【功用】散寒，降逆，止呕，开痰。治脾胃虚寒型梅尼埃病。

仙鹤草汤

【用药】新鲜仙鹤草（连根）100~300 克。

【用法】加水煎沸后去渣，熬成浓液约 300 毫升，分早、中、晚 3 次服或频服，直至病愈。

【功用】补虚强壮。治梅尼埃病。

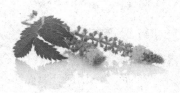

仙鹤草

独活方

【用药】独活 30 克。

【用法】与鸡蛋 6 个加水适量共煮至沸，然后敲打鸡蛋令壳破碎，使药汁能渗入鸡蛋内，再煮 15 分钟即可。仅吃蛋，每次 2 个，每天 1 次，3 日为一疗程。

【功用】祛风胜湿。治梅尼埃病。

泽泻汤

【用药】泽泻 30~40 克。

【用法】水煎，分 2~3 次服，日 1 剂。

【功用】利水渗湿。治梅尼埃病。

白果散

【用药】优质白果仁 30 克（有恶心呕吐者加干姜 6 克）。

【用法】研细末分成 4 等份，每次 1 份，温开水送下，早、晚饭后各服 1 次，一般服 4~8 次即愈。

【功用】治梅尼埃病。

天麻散

【用药】天麻 30 克。

【用法】研细末，每次 3 克，每日 2 次，温开水送下，7 日为一疗程。

【功用】平肝息风。治梅尼埃病属肝阳上亢者。

苍术汤

【用药】苍术 10~20 克。

【用法】水煎，分 2~3 次服，日 1 剂。

【功用】燥湿健脾，祛风除湿。治梅尼埃病属湿浊上扰者。

面神经麻痹

面神经麻痹又称面神经炎、贝尔麻痹，为面神经急性非化脓性炎症所致的急性周围性面瘫。临床表现为：突然发病、面部麻木、口眼歪斜、口角漏水。本病相当于中医学"面瘫""口眼歪斜""面风"等范畴。可选用祛风、散寒、化痰、通络、养血、活血等方法治疗。

巴豆外敷方

【用药】巴豆1枚。

【用法】将仁剥出压碎，敷于患者侧颊车穴（面部下颌角前上方约一横指，咀嚼时肌肉最隆起处），可配合热敷。

【功用】祛痰通络。治面神经麻痹属风痰阻络者。

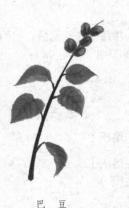

巴 豆

生姜外用方

【用药】生姜适量。

【用法】将生姜剖开，用生姜的剖开面反复自左向右交替涂擦患侧上下齿龈，直至齿龈部有烧灼感为止。每日2~3次，7日为一疗程。

【功用】祛风散寒。治面神经炎（面瘫）。

蓖麻子外敷方

【用药】蓖麻子适量。

【用法】去壳捣成泥状，敷于患侧下颌关节及口角部（厚约3厘米），外加纱布覆盖，胶布固定，每日换药1次。一般10日内可愈，若配伍少许冰片效果更好。

【功用】通络牵正。治颜面神经麻痹，口眼歪斜，口角流涎。

天南星外用方

【用药】鲜天南星适量。

【用法】用适量醋研磨取汁，于睡前涂擦患侧，覆盖纱布，次晨去之，每晚1次。

【功用】祛风痰，止痉。治面神经麻痹。

豨莶草汤

【用药】豨莶草15克（生或酒蒸晒）。

【用法】清水煎服，每日1剂，连用10日。

【功用】祛风通络。治面神经麻痹。

鳝鱼血外用方

【用药】活鳝鱼1条。

【用法】将患侧用温水洗后，割断鳝鱼头或尾部，取血涂于面瘫侧或患侧颊车穴部位，每日1次。

【功用】祛风活血通络。治面神经麻痹。

三叉神经痛

　　三叉神经痛是三叉神经分布区内反复发作的阵发性短暂的剧烈疼痛，临床表现为突然发生的阵发性闪电样、刀割样、针刺样、火灼样或撕裂样的剧烈疼痛。本病相当于中医学"面痛""头痛""偏头痛"范畴。

向日葵盘汤

【用药】向日葵盘 100~200 克。

【用法】将其掰碎，水煎 2 次，取汁约 500 毫升，每天早、晚饭后 1 小时分服。

【功用】清热平肝，止痛。治三叉神经痛。

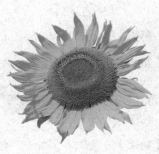

向日葵

蔓荆子酒

【用药】蔓荆子 60 克，白酒 500 毫升。

【用法】炒至焦黄，研为粗末，放入 500 毫升的白酒中浸泡 3~7 天（夏季泡 3 天，冬季泡 7 天），兑入凉开水 200 毫升，取汁 700 毫升。每次服 50 毫升，每日 2 次，7 天为一疗程。

【功用】疏风清热，清利头目。治三叉神经痛。

坐骨神经痛

坐骨神经痛是指沿坐骨神经通路及其分布区的疼痛。以一侧腰痛放射至下肢腿足，走路跛行为特点。本病属中医学"腰腿痛""痹证"范畴。可选用祛风散寒、活血通络、补肝肾、强筋骨等治疗方法。

蕲蛇粉

【用药】蕲蛇1条。

【用法】焙干研细末，每次2.5克，一日2次，开水冲服。

【功用】通络止痛。治坐骨神经痛。

老鹳草汤

【用药】老鹳草30克。

【用法】水煎，1日服完。

【功用】除湿散寒。治坐骨神经痛。

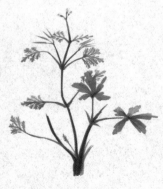

老鹳草

皂角刺汤

【用药】皂角刺20~40克。

【用法】加水500毫升，煎至300毫升，去渣，分2次服，每日1剂，直至疼痛消失后，再巩固3~5天停药。

【功用】祛风散结。治坐骨神经痛。

蜈蚣鸡蛋方

【用药】蜈蚣1条。

【用法】鸡蛋1个，戳1小孔，装入蜈蚣蒸熟，每日2~3次分服。

【功用】通络止痛。治坐骨神经痛。

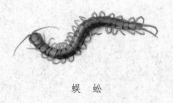

蜈 蚣

威灵仙散

【用药】威灵仙根适量。

【用法】自然阴干，研末，每服1汤匙，酒下；若不能饮酒，开水吞服亦可。每日2次。

【功用】散风除湿，通络止痛。《千金方》以本品为末，酒调服，治腰足疼痛。

杜仲方

【用药】杜仲30克。

【用法】取1副猪肾（猪腰），剖开，除白色的筋膜，加冷水800毫升与杜仲一起煎沸后再煮30分钟，以猪肾煮熟为度。除去杜仲，趁温服食猪肾及药汁，每日1剂。

【功用】补肝肾，强筋骨，降血压。治原发性坐骨神经痛。

重症肌无力

　　重症肌无力是一种神经和肌肉接头处传递功能障碍性疾病。临床表现为：受累横纹肌无力，易疲劳，经休息后又能暂时部分恢复。本病相当于中医学"痿证"范畴。

玉竹饮

【用药】玉竹50克（干品15克）。

【用法】开水泡服，频饮，每日1剂。

【功用】养阴润燥，生津止渴。治重症肌无力属肺燥津伤者。

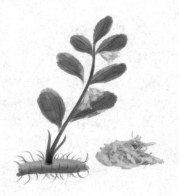

玉　竹

鸡血藤汤

【用药】鸡血藤400~600克。

【用法】水煎代茶饮，每日1剂。

【功用】补血活血，疏通经络。治重症肌无力。《中药大辞典》谓其"活血舒筋，治腰膝酸软，麻木瘫痪，为强壮性补药"。此方治疗多例重症肌无力，效果满意。本方对脑卒中后遗症之弛缓性瘫痪亦有增强肌力作用。

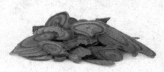

鸡血藤

金线莲饮

【用药】金线莲3克（鲜品15克）。

【用法】水煎服，每日2次，1个月为一疗程。

【功用】滋补强壮，平肝固肾。治重症肌无力。此为福建闽南地区常用中草药验方。

黄芪汤

【用药】黄芪45~90克。

【用法】水煎，分2次服，每日1剂。

【功用】治重症肌无力并气虚者。

脑卒中后遗症

脑卒中后遗症是指脑出血、脑血栓等脑血管意外发生后遗留的半身不遂、口舌歪斜、言语不清、肢体麻木等一系列症状。本病属中医学"中风"范畴。多因气虚血瘀、脉络瘀阻、风痰阻络所致。

全蝎散

【用药】全蝎 3 只。

【用法】焙干研细末，每日 3 次，黄酒冲服。

【功用】息风止痉，活血通络。治半身不遂，口眼歪斜，言语不清。

苍耳根外用方

【用药】鲜苍耳根 60 克。

【用法】加水 2500 毫升，煮沸，熏洗患肢每日 1 次，7 次为一疗程。

【功用】治脑卒中后遗症肢肿。通常用药 3 次见效，7 次水肿消退，重者 2 个疗程水肿明显减轻。

乌龟方

【用药】乌龟（拳头大小）3 只。

【用法】取乌龟血放入碗内，加冰糖 20 克及清水适量，隔水蒸食，每日 1 剂，7 剂为一疗程。

【功用】滋阴养血，通脉。治脑卒中后遗症。症见半身不遂，肢体麻痹。

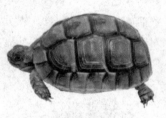

乌 龟

豨莶草丸

【用药】豨莶草 250 克。

【用法】晒干研细末，炼蜜为丸，每次 9 克，每日 2 次，开水送服。

【功用】祛风通络。治脑卒中半身不遂，口眼歪斜。

威灵仙丸

【用药】威灵仙 1000 克。

【用法】洗净，焙干，研为细末，以蜂蜜调成药丸如梧桐子大，每次服 20~30 丸，每日 2 次，空腹，开水送服。

【功用】祛风湿，通经络。治脑卒中不语，手足不遂，口眼歪斜，关节不利，肌肉麻痹，筋骨、腰膝酸痛。

自汗、盗汗

自汗是指时时汗出，动则尤甚；盗汗是指睡中汗出，醒后汗止。可见于自主神经功能紊乱及多种慢性疾病体虚患者。

五倍子方

【用药】五倍子适量。

【用法】研粉醋调外敷脐部，用胶布固定，每日1换。

【功用】敛肺止咳止汗。本方对各类自汗症均有效。

浮小麦方

【用药】浮小麦适量。

【用法】炒焦为末，每服6克，一日2次，开水或米汤送下，连服1周。

【功用】益气，除热，止汗。治虚汗烦热。

梧桐子方

【用药】梧桐子1把（去壳）。

【用法】炒黄内服。

【功用】消食和中，行气健脾。用于治疗产后虚汗。

红花方

【用药】红花9克。

【用法】水煎服。

【功用】活血通经，散瘀止痛。用于治疗产后虚汗。

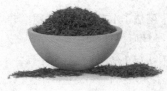

红 花

牡蛎方

【用药】牡蛎适量。

【用法】研细粉，周身扑。又方牡蛎、龙骨各等份，研细末，扑身上。

【功用】重镇安神，潜阳补阴，软坚散结。治盗汗自汗。

玉蜀黍方

【用药】玉蜀黍干茎内之芯（白色柔软物质）不限量。

【用法】水煎服。

【功用】调中开胃，利尿消肿。治产后虚汗。

经霜桑叶方

【用药】经霜桑叶。

【用法】研末，少量送服，临床以5~10克为主。又方桑树梢（桑芽）不拘量，水煎代茶饮。

【功用】疏散风热、平肝明目、清肺润燥。治体虚出冷汗。

山毛桃方

【用药】山毛桃（在树上经霜不掉者）5枚。

【用法】水煎服。

【功用】养阴生津，润燥活血。又方①毛桃干10枚，煎茶频饮。治阴虚出汗。②干毛桃12枚、蛀小麦60克，水煎服，1日3次。治自汗、盗汗。

中暑

中暑指在高温伴高湿或烈日暴晒的环境下引起的中枢性体温功能调节障碍。临床表现为头晕、高热、烦躁等。本病属中医学"暑风"范畴。

青蒿露

【用药】青蒿 10 克。

【用法】水煎，当茶饮。

【功用】清暑祛湿。治中暑发热，口渴，头痛，倦怠乏力，恶心欲呕。

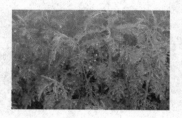

青 蒿

赤小豆汤

【用药】赤小豆 500 克。

【用法】加水 5000 毫升、食盐 30 克，煮至豆烂，冷却后随意饮用。

【功用】清热解毒利湿。治中暑。

绿豆饮

【用药】绿豆适量。

【用法】熬汤，冷却后随意饮用。

【功用】清热解毒利湿。可预防中暑。

荷叶饮

【用药】鲜荷叶 30~60 克。

【用法】水煎服或捣烂用冷开水冲后取汁服用。

【功用】清热解暑。治中暑，小便短少，烦躁不安。

扁豆叶汤

【用药】扁豆叶 9 克（鲜者 18~30 克）。

【用法】水煎服。

【功用】清热去湿解暑。治中暑，口渴恶心，不思饮食。

夏枯草红糖饮

【用药】夏枯草 9~30 克。

【用法】将夏枯草与红糖适量煮水饮。

【功用】祛暑散热。可防治中暑。

银花露

【用药】金银花 15~30 克。

【用法】水煎，去渣放凉，加适量蜂蜜，代茶饮。

【功用】清热解毒，利水消肿，除烦止渴。为夏天常用的清凉饮料。治中暑发热，口渴，头痛，倦怠乏力，恶心欲呕。

大蒜方

【用药】大蒜 3~5 瓣。

【用法】将大蒜捣烂，和开水灌服。

【功用】抗寒防暑，促血液循环。用于治疗中暑昏倒，不省人事。

韭菜汁

【用药】韭菜汁 1 杯。

【用法】灌服。

【功用】温阳气，和胃暖中，通窍醒神。用于治疗中暑昏倒，不省人事。

眩晕

　　眩晕是因机体对空间定位障碍而产生的一种动性或位置性错觉，它涉及多个学科。绝大多数人一生中均经历此症。据统计，眩晕症占内科门诊病人的5%，占耳鼻咽喉科门诊的15%。眩晕可分为真性眩晕和假性眩晕。真性眩晕是由眼、本体觉或前庭系统疾病引起的，有明显的外物或自身旋转感。假性眩晕多由全身系统性疾病引起，如心血管疾病、脑血管疾病、贫血、尿毒症、药物中毒、内分泌疾病及神经症等，几乎都有轻重不等的头晕症状，患者感觉"飘飘荡荡"，没有明确转动感。

白羊角方

【用药】白羊角适量。

【用法】切片、炒，加糖，水煎服。

【功用】平肝熄风，清肝明目。用于治疗眩晕。

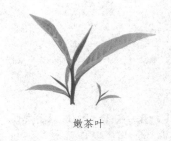

嫩茶叶

生地方

【用药】生地250克。

【用法】泡后杵烂，加白糖开水服，连服2~3剂。

【功用】凉血止血，清热生津。用于治疗头晕。

蝉蜕方

【用药】蝉蜕数只。

【用法】煅灰存性，每天黎明时服。又方蝉蜕7个，水煎服。

【功用】疏散风热，用于治疗眩晕。

冬瓜仁方

【用药】冬瓜仁600克（为末）。

【用法】每次服30克，开水送下，1日2次。

【功用】清肺化痰，消痈利水。用于治疗头晕。

白果方

【用药】白果2粒。

【用法】生白果去壳，捣烂，冲开水空腹服，早晚各1次。

【功用】敛肺定喘。本方治眩晕有较好效果，尤其是对老年人眩晕疗效更佳。轻者3次即愈，重者5次可愈。

嫩茶叶方

【用药】嫩茶叶适量。

【用法】研为细末，用管吹入鼻内，连用数次。

【功用】驱邪散风，通窍。用于治疗眩晕。

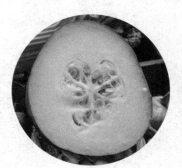

冬瓜仁

阳痿

　　阳痿是指青壮年男子阴茎疲软，不能勃起或举而不坚，影响正常性生活的一种病症。多因虚损、惊恐或湿热等原因所致。包括西医学的性神经衰弱和某些慢性疾病表现以阳痿为主者。

锁阳膏

【用药】锁阳 1500 克。

【用法】加清水 1000 毫升，煎浓汁 2 次，混合后于砂锅内熬膏，炼蜜 240 克收成，入瓷瓶内收贮，每日早、午、晚各饭前服 10 余茶匙，热酒化服。

【功用】补肾益精血，润肠通便。治肾虚阳痿，遗精早泄，虚人便秘。

韭菜籽散

【用药】韭菜籽适量。

【用法】盐水拌湿润，隔 1 夜后微炒，研细末，每晚服 6 克。

【功用】温肾壮阳。治肾阳虚所致的阳痿。

海马散

【用药】海马 1 对。

【用法】炙干，研细粉，每服 1~3 克，每日 3 次，温酒送服。

【功用】补肾壮阳，温通任脉。治男子肾虚阳痿，妇女宫冷不孕。

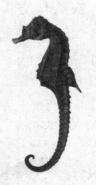

海 马

刺蒺藜散

【用药】刺蒺藜适量。

【用法】炒香研末，每次 9 克，每日 2 次。

【功用】疏肝解郁。治阳痿属肝郁气滞者。

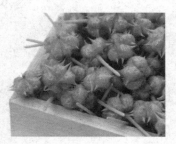

刺蒺藜

冬虫夏草方

【用药】冬虫夏草 30 克。

【用法】炖肉或炖鸡服。

【功用】补肾益精，助阳兴痿。治阳痿、遗精、贫血。

遗精

遗精以不因性交而精液自行泄出，每周超过 1 次以上为主要表现，有生理性和病理性的不同。有梦而遗者，称梦遗；无梦而遗者，甚至清醒时精液自行滑出者，称滑精。遗精初起，实证为多，常因相火及湿热扰动精室所致。病久虚多，常由肾虚精关不固或心肾不交所致。本病包括西医学的性神经衰弱、前列腺炎、包茎等引起的遗精。

酸角仁方

【用药】酸角仁 30 克。

【用法】将酸角仁研碎，加适量白砂糖粉制成丸剂或散剂，每日 2 次，每次 2 克。

【功用】本方对肾虚引起的早泄、遗精、滑精均有固涩作用。

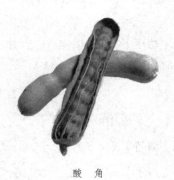

酸角

甲鱼方

【用药】甲鱼 1 个（用头、颈、尾，不用身、腿）。

【用法】取新杀甲鱼的头（带脖子）、尾，各用芝麻油（香油）炸焦，分别研成细面，混入食物中，空腹 1 次服完。逾百日恢复健康，再将甲鱼尾面照前法服下。服甲鱼头后阴茎萎缩，不再勃起，无性欲要求及失精现象，待百日后或更多时间（决不可早），再服尾面，则阴茎恢复原状，性欲亦趋正常。但须节制房事。

【功用】主治梦遗失精，或房事过度体力衰惫，面色憔悴等痨瘵状态。

桐子花方

【用药】桐子花 20 克。

【用法】药用干品烧存性，每日 1 剂，开水送服。

【功用】清热解毒。此为白族民间治疗遗精的常用方法，一般连服 1 周后逐渐见效。

蔓蔓藤方

【用药】蔓蔓藤连叶（煅存性）50 克。

【用法】研末冲服，每日临睡服 1 次。

【功用】清热解毒，活血通络。治疗遗精。

鸡内金散

【用药】鸡内金 18 克。

【用法】炒焦研末，分 6 包，每日早、晚各服 1 包，以热黄酒适量送下。

【功用】健胃消食，涩精止遗，通淋化石。止遗精。

荷叶散

【用药】荷叶 30 克。

【用法】研末，每服 3 克，每天早、晚各 1 次，以热米汤进服。

【功用】清热化湿。治梦遗属湿热者。

莲须饮

【用药】莲须适量。

【用法】每日煎汁代茶饮。

【功用】清心，益肾，涩精。治遗精或滑泄。

莲子方

【用药】生莲子 20 粒

【用法】早、晚各 10 粒，咀嚼咽下。

【功用】补脾，益肾，涩精。治遗精或滑泄。

泽泻汤

【用药】泽泻 10 克。

【用法】水煎，每天早晚各服1 次。

【功用】清膀胱湿热，泄肾经

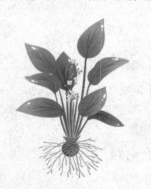

泽 泻

虚火。治相火妄动之遗精症。症见失眠，多梦，阳事易起，梦遗。

锁阳瘦肉汤

【用药】锁阳 50 克，瘦猪肉50 克。

【用法】上药用水煮熟，食盐调味，分 2 次食肉喝汤。

【功用】补肾阳，益精血。治遗精症。

鹿角胶方

【用药】鹿角胶 30 克。

【用法】加水烊化后，加黄酒适量冲服，一日 2 次。

【功用】补血益精。治肾虚遗精。

鹿角霜鸡蛋方

【用药】鹿角霜适量，鸡蛋1 个。

【用法】研末。取鲜鸡蛋 1 个，顶端戳一小孔，纳入鹿角霜细末 1~5 克，用筷子搅和，封口，蒸熟，去壳吃蛋，每日 1 次。

【功用】摄精兴阳。治肾虚遗精阳痿。

山茱萸粥

【用药】山茱萸 10 克，大米100 克。

【用法】水煎去渣取汁，加大米煮粥食，每日 1 剂。

【功用】补益肝肾，涩精固脱。治肾虚遗精。

煅牡蛎散

【用药】煅牡蛎 50 克。

【用法】上药研末，每次 3克，每日 2 次，温开水或米汤送服。

【功用】敛阴潜阳涩精。治遗精，大便稀。

五倍子敷剂

【用药】五倍子适量。

【用法】研末，用醋调成饼，敷于肚脐上，外用胶布固定。

【功用】收敛固涩。治遗精。

早泄

　　早泄是指阴茎插入阴道不到 1 分钟便射精而不能进行正常性交的疾病，多因肾气不固所致。临床上早泄常与遗精、阳痿并见。治疗上可互相参照。

五味子饮

【用药】五味子 15 克。

【用法】用开水烫后取出，再用开水，焖泡 5 分钟，加入适量冰糖即可，代茶饮用。

【功用】补肾涩精。治早泄。

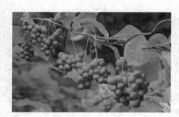

五味子

蚯蚓方

【用药】新鲜蚯蚓（以韭菜地的为好）10 条。

【用法】将其破开洗净，加韭菜汁约 10 毫升，捣为糊状，黄酒 1 盅冲服，每日 2 次。

【功用】清热补肾。治肾虚早泄。

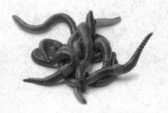

蚯蚓

金樱子粥

【用药】金樱子 25 克。

【用法】用水煎取汁，加粳米 100 克，煮粥，早、晚温热服食。

【功用】补肾涩精。治早泄。

五倍子汤

【用药】五倍子 20 克。

【用法】加清水适量，文火煮 30 分钟后，倒入盆中，趁热熏洗龟头，待药温 40℃时，再浸泡龟头 5~10 分钟，每晚熏洗 1 次。15~20 日为一疗程。

【功用】温经通阳，收敛固涩。治早泄。

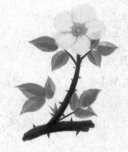

金樱子

阳强、缩阳

　　阳强，是指阴茎异常勃起，茎体强硬，久举不衰的病症。多因肝火亢盛或阴虚火旺所致。可选用清肝泻火、滋阴降火等治疗方法。

　　缩阳，亦称阴缩，是指阴茎或阴囊收缩的病症。多因寒气凝滞所致。可选用温阳散寒之法。

五倍子敷剂

【用药】五倍子粉适量。

【用法】醋调，外敷阴茎。

【功用】降火。治阳强。

芒硝敷剂

【用药】芒硝 20 克。

【用法】将其分别置于两手劳宫穴，握拳。待硝化，茎举即衰。

【功用】清热泻火。治阳强不倒。

泽泻饮

【用药】泽泻 10 克。

【用法】煎汤代茶饮，每日1 剂。

【功用】清膀胱湿热，泄肾经虚火。治相火妄动之强中症。症见入夜硬挺不倒，胀痛难眠，昼伏夜起。

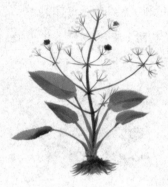

泽泻

大黄鸡蛋方

【用药】大黄适量，鸡蛋1 个。

【用法】研末，取鸡蛋 1 个，在顶端戳 1 小孔，放入大黄粉 0.9 克，蒸熟，每日服1 个。

【功用】泻火滋阴。治肾阴亏虚，火热内炽之阳强。

丝瓜藤敷剂

【用药】鲜丝瓜小藤适量。

【用法】捣烂，敷阴茎。

【功用】舒筋活血。治阳强。

老姜外用方

【用药】老姜 1 块。

【用法】洗净，刮去外皮，烤热，趁热塞入肛门内，阳物即可伸出。

【功用】温中散寒，行阳。治缩阳。

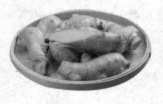

姜

不育症

　　不育症是指男子结婚后夫妻同居 2 年以上，配偶生殖功能正常，未采取避孕措施而不生育者。多因肝肾亏虚、气血亏虚、气滞血瘀、精室湿热等引起"少精子症""弱精子症""无精子症""精液不液化症"等而导致不育。

核桃仁方

【用药】核桃适量。

【用法】砸开取仁，核桃个大者，每日服 2~3 个；个小者，每日服 5~6 个。每食 2~3 千克为一疗程。

【功用】补肝肾，益精血。治男性不育症。

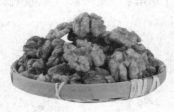

核桃仁

水蛭散

【用药】水蛭适量。

【用法】研粉，每次 3 克，温开水送服，每日 2 次，2 周为一疗程。

【功用】破血逐瘀。治精液不液化所致的不育症。

蛤蚧散

【用药】蛤蚧 6 对。

【用法】研成细末，备用。每次 2 克，每日 2 次，温黄酒送服。

【功用】补肾阳，益精血。治少精症属肾阳虚衰者。

枸杞子方

【用药】枸杞子 15 克。

【用法】每晚嚼食，连续服用 1 个月为一疗程。

【功用】滋补肝肾。治男性不育症。

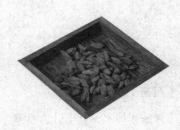

枸杞子

急性睾丸炎

　　急性睾丸炎是指睾丸急性炎症性病变，通常由细菌和病毒引起，以高热、寒战、睾丸肿大、坠胀、疼痛为特征。

贯众汤

【用药】贯众60克。

【用法】去须根，洗净，加水700毫升，煎至500毫升。每日早、晚各服250毫升。也可分次当茶饮服。

【功用】清热解毒。治急性睾丸炎。

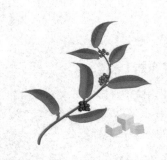

茯苓

土茯苓汤

【用药】鲜土茯苓120克。

【用法】加水500毫升，煮沸后文火再煎20分钟，去渣。分3次饭前服，每日1剂。

【功用】清热解毒散结。治急性睾丸炎。

鱼腥草汤

【用药】鱼腥草100克。

【用法】水煎，趁热淋洗阴囊，每日1~2次。

【功用】清热解毒。治急性睾丸炎。

泽漆膏

【用药】每年4~5月泽漆开花时，采鲜品适量。

【用法】洗净切段置锅内，加水熬至熟透，滤去药渣，将药汁用武火烧开后，再用文火浓缩成膏，贮藏备用。用时取泽漆膏外敷患处，4小时换药1次。

【功用】行水消痰，杀虫解毒。治急性睾丸炎。

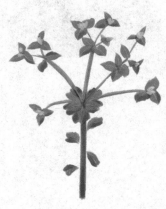

泽漆

睾丸鞘膜积液

　　睾丸鞘膜积液是指睾丸鞘膜囊内液体积聚超过正常量。临床表现为单侧阴囊逐渐肿大，肿物可呈卵圆形或梨形，触之有弹性和囊性感，一般不疼痛，可有坠胀不适，用手电筒照射肿物有透明感。本病属中医学"水病"范畴，俗称"水蛋"，可见于各年龄段。

蝉蜕方

【用药】蝉蜕 6 克。

【用法】水煎 2 次去渣，药液一半内服，一半用纱布蘸后在患处做湿热敷，每日 1 剂。

【功用】祛风，清热，消肿。治小儿睾丸鞘膜积液。

威灵仙洗剂

【用药】威灵仙 15~25 克。

【用法】加清水 1000 毫升，用文火将水煎去大半，倒出药汁。待药液温度降至常温时泡洗患处，每日 2~4 次，每剂药可连用 2 天。

【功用】清热祛湿，通络止痛。治小儿鞘膜积液。一般用药 3 剂见效。

薏苡仁汤

【用药】薏苡仁 30~45 克，白糖适量。

【用法】加水浓煎，滤取汁，加白糖适量，分 3~5 次服，隔天 1 剂。

【功用】清热利湿。治婴儿睾丸鞘膜积液。对湿热下注所致者尤其适宜。

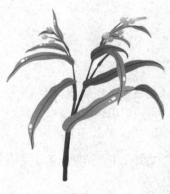

薏苡仁

浮萍散

【用药】浮萍适量。

【用法】将浮萍研末，每次 1.5 克，糖开水送服。

【功用】祛风清热，利水消肿。治小儿阴囊水肿。

母丁香粉敷脐方

【用药】母丁香 40 克。

【用法】研细末备用，用时取药粉 2 克放入患儿肚脐中，用纱布敷盖，外用胶布固定，每隔 2 天换药 1 次，20 天为一疗程。间隔 5~10 天行第 2 疗程。

【功用】温经，收湿，消肿。治小儿睾丸鞘膜积液。

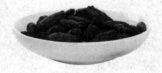

母丁香

阴茎头包皮炎

　　阴茎头包皮炎是指发生于包皮和阴茎头部位的急性炎症病变，以儿童为多见。系病毒、细菌感染所致。临床表现为包皮充血水肿，阴茎头红肿疼痛，排尿时加重，尿道口有脓性分泌物，包皮内黏膜糜烂渗出等。

威灵仙汤

【用药】威灵仙 15 克。

【用法】加水适量浓煎 30 分钟，取汁，用脱脂药棉蘸药汁浸洗患处，每日浸洗 3~4 次。

【功用】清热祛湿，通络止痛。治小儿龟头炎，表现为龟头肿胀，小便局部疼痛。一般 3~4 次即愈。成人用量可增至 50 克，效果亦十分满意。

大蒜外敷

【用药】生大蒜（大者为佳）1 枚。

【用法】慢火烧熟后捣烂如泥状，敷患处。

【功用】解毒消肿。治小儿龟头炎。

艾叶洗剂

【用药】艾叶 10 克。

【用法】洗净，加水约 200 毫升，煎 1~2 分钟，去渣取药液，置于广口瓶中加盖，待其自然冷却后，用其浸洗阴茎，每次 10~15 分钟，间隔 20~30 分钟再浸洗。

【功用】解毒消肿。治小儿龟头炎。

鸭蛋清方

【用药】鸭蛋清适量。

【用法】先用凉开水洗净患处，再用蛋清涂擦患处，不拘次数，直至痊愈。

【功用】清热消肿。治小儿阴茎炎。

凤凰散

【用药】凤凰衣适量。

【用法】煅烧成灰存性，以茶油调和成糊状，涂龟头红肿处，每日涂 3~4 次。

【功用】敛疮。治龟头肿烂。凡龟头肿烂，小便如常者用之多获良效。

马鞭草汁

【用药】鲜马鞭草适量。

【用法】捣烂取汁，涂擦患处，每日 3 次。

【功用】解毒消肿。治阴肿。

栀子酒

【用药】栀子 30 克。

【用法】打碎，加白酒 30~60 克（浸过药面为度），浸泡 30 分钟后取用。用时以煮沸消毒过的鸭毛（也可用棉球）蘸药酒反复擦涂患处。

【功用】解毒消肿。治小儿阴茎包皮水肿。

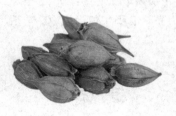

栀 子

第二章 外科

疖与疖病

疖是指葡萄球菌侵入单个毛囊及其所属皮脂腺而引起的急性脓性炎症，以局部红、肿、热、痛，突起根浅为特征，多发于头、面、背、腋下、臀等部位。如果多个疖肿同时发生或反复发作者称为"疖病"。本病中医学亦称为"疖"。

野菊花汤

【用药】野菊花60克。

【用法】水煎服，每日1剂，另用鲜品捣烂外敷或煎浓汁外洗。

【功用】清热解毒。治痈、疖、疔疮等化脓性疾病。

白头翁汤

【用药】白头翁60克。

【用法】水煎，分服，每日1剂，连服数日。

【功用】清热解毒。治疖、痈。

紫花地丁丸

【用药】紫花地丁适量。

【用法】研末，米糊为丸，如梧桐子大，每服9丸，开水送下。

【功用】清热解毒，凉血消肿。治疔疮。

蒲公英外用方

【用药】鲜蒲公英叶适量。

【用法】掐断叶即可见乳白色液体，用其涂患处，一日3~4次，2~3日即愈。也可用干品30克，研细末，加热醋调成糊状，摊于敷料上外敷，每日换药1次。

【功用】清热解毒。治疖肿及无名肿毒。

槐花外用方

【用药】槐花适量。

【用法】水煎外洗，每日2~3次。也可将槐花洗净，捣成糊状外敷，每日换药1次。

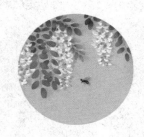

槐花

【功用】清热凉血。治疖肿热痛。

生大黄粉

【用药】生大黄60克。

【用法】研细末，取适量，以鸡蛋清调匀。敷患处，胶布固定，每口换药1次。

【功用】清热解毒。治疗疮痈肿及无名肿毒。

苍耳虫敷剂

【用药】立秋前后取苍耳子茎中白色小虫适量。

【用法】将其浸泡于麻油中，浸泡越久，疗效越好。将患处消毒后，用1~3条小虫外敷，周围涂苍耳虫浸液，无菌纱布包扎，日1次。有脓头者留一小孔，以利排脓。溃破者，可将苍耳虫放入。

【功用】清热解毒。治疖、痈。

痈

痈是指葡萄球菌侵入多个相邻的毛囊及其所属皮脂腺而引起的急性脓性炎症，以初起皮肤有粟粒样脓头，伴有红、肿、热、痛为特征，多发于项、背等部位。常见于中老年及糖尿病者。

旱莲草敷剂

【用药】旱莲草适量。

【用法】捣烂醋调敷患处。

【功用】清热凉血。治疗疮红肿热痛。

水仙花膏

【用药】水仙花鳞茎适量。

【用法】将其剥去老赤皮与根须，入石臼捣如膏，敷肿处，中留一孔出热气，干则易之，以肌肤上生黍米大小黄疮为度。

【功用】清热解毒，散结消肿。治湿毒外肿、痈疮。

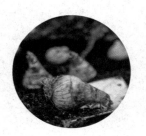

水 仙

泽兰汤

【用药】泽兰全草 60~120 克。

【用法】水煎服。

【功用】消痈解毒。用治痈疽发背，疮疡肿毒。

三七醋

【用药】三七适量，醋适量。

【用法】磨汁，醋调涂（或研末干敷）。

【功用】消肿定痛。治痈肿疼痛及溃疡。

黄连汤

【用药】黄连 30~50 克。

【用法】水煎，待药水温度适中时洗患处。

【功用】清热燥湿，泻火解毒。治热毒痈疽疔疖，皮肤红肿热痛。

马齿苋敷剂

【用药】马齿苋适量。

【用法】捣烂敷患处。

【功用】清热解毒利湿。治疮

疡溃破，经年不敛，流脓清稀。

浮萍膏

【用药】浮萍适量。

【用法】捣烂，用鸡蛋清调膏，贴患处。

【功用】疏风，清热，消肿。治疮痈初起，发热恶寒，红肿热痛。

虎杖外洗方

【用药】虎杖 50~100 克。

【用法】水煎，待药水温度适中时洗患处。

【功用】清热解毒，消肿止痛。治热毒壅结之痈肿疮毒。

大蒜醋

【用药】鲜大蒜适量。

【用法】捣成糊状，包入纱布中拧汁。再把等量的鲜大蒜汁和陈醋同放入锅内，文火煎膏状，敷患处。24 小时换药 1 次。

【功用】解毒消肿。治疔、痈。

急性蜂窝组织炎

急性蜂窝组织炎多因局部不卫生，致病菌从皮肤破损处侵入，引起皮下疏松结缔组织急性化脓性病变。局部表现为弥漫性红肿，境界不清，疼痛显著，有恶寒、发热等全身症状。本病相当于中医学"痈"的范畴。

蝼蛄敷剂

【用药】鲜蝼蛄适量。

【用法】与适量红糖共捣烂，敷患处，每日换药 1 次。

【功用】解毒消肿。治急性蜂窝组织炎与疖肿。

五倍子敷剂

【用药】五倍子适量。

【用法】文火炒黑，研末，醋调敷患处，每天 1 次。

【功用】解毒消肿，收敛溃疮。治急性蜂窝组织炎。

芦荟敷剂

【用药】芦荟叶片适量。

【用法】洗净后削去外皮，使其露出带有水分的内层直接贴于创面，外用无菌敷料包扎，每日换药 1 次。

【功用】清热解毒。治急性蜂窝组织炎与疖肿。

仙人掌敷剂

【用药】鲜仙人掌适量（根据病变区大小）。

【用法】将刺除去，捣烂外敷患处，每隔 12 小时更换 1 次，至痊愈。

【功用】清热解毒，散瘀消肿。治急性蜂窝组织炎。

紫花地丁敷剂

【用药】鲜紫花地丁适量。

【用法】洗净捣烂，外敷患处，每日换药 1 次。

【功用】清热解毒。治急性蜂窝组织炎与疖肿。

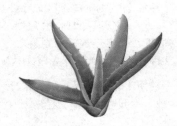

芦荟

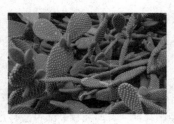

仙人掌

丹毒

　　丹毒是皮肤及其网状淋巴管的急性炎症。因其皮损红肿，色如涂丹而得名。临床以患部突然皮肤鲜红成片，色如涂丹，灼热疼痛，迅速蔓延为主要特征。中医学将发于头面者称为"抱头火丹"；发于躯干者称"内发丹毒"；发于腿部者称"流火"；新生儿丹毒称"赤游丹"。治宜清热凉血解毒为主。

马齿苋敷剂

【用药】鲜马齿苋 60 克。

【用法】捣烂如泥，敷患处。也可用鲜马齿苋 60 克，水煎服，每日 1 剂。

【功用】清热解毒。治丹毒初起。

黄连洗剂

【用药】黄连适量。

【用法】煎汤去渣，温洗患处。

【功用】清热燥湿，泻火解毒。治丹毒。

苍术膏

【用药】苍术 1000 克。

【用法】加水煎煮 2 次，合并滤液，浓缩成稠膏，另加蜂蜜 250 克调匀。每次 1 匙，每日 2 次，开水冲服。

【功用】燥湿健脾。治慢性丹毒。

鸭跖草醋

【用药】鲜鸭跖草叶 50 片（宽叶）。

【用法】放入食醋 500 毫升内浸泡 1 小时后（将病灶全部覆盖），干后更换，每日换 4~6 次。

【功用】清热解毒。治丹毒。

芙蓉叶散

【用药】秋芙蓉叶 60 克。

【用法】焙干后研细末，加适量凡士林调成油膏外敷患处，纱布固定，每日换药 1 次。

【功用】清热解毒消肿。治急性丹毒。

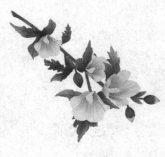

芙蓉叶

毛囊炎

毛囊炎为细菌侵入毛囊所致的毛囊或毛囊周围的炎症，有化脓性和非化脓性两种。好发于后枕部、臀部。本病属中医学"发际疮""坐板疮"范畴。

蚤休酊

【用药】蚤休根茎适量（鲜品或干品均可）。

【用法】将鲜蚤休根茎洗净（干品加温开水浸渍）后，放入95%乙醇液中密盖浸泡1周，隔日振荡1次。用时以棉球蘸药液涂患处，干后重复涂4遍，每日早、中、晚3次使用。

【功用】清热解毒。用本方治毛囊炎40例，全部治愈。疗程最长7日，最短4日。

黄连软膏

【用药】黄连粉30克。

【用法】与凡士林270克混匀成膏，外涂患处。

【功用】清热解毒，消肿止痛。治多发性毛囊炎、黄水疮、带状疱疹、单纯性疱疹等。

五倍子散

【用药】五倍子适量。

【用法】文火炒黑研末，食醋调成糊状外涂患处，每日1次。

【功用】解毒敛疮。治多发性化脓性毛囊炎。

鲜大青叶方

【用药】鲜大青叶50克。

【用法】水煎代茶饮，药渣用以外敷。

【功用】清热解毒，凉血消斑。治毛囊炎。

败酱草膏

【用药】鲜败酱草5000克。

【用法】用净水40千克煮败酱草，煎3小时后过滤，再煎浓缩成膏，加蜜适量，贮存备用。用时，外涂患处，每日2次。

【功用】清热解毒，除湿消肿。治毛囊炎、疖等化脓性皮肤病。

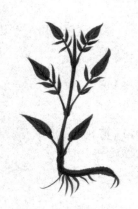

败酱草

痱子

痱子是好发于夏季的一种急性的以丘疹、丘疱疹和水疱为表现的浅表性皮炎，主要由于高温、潮湿环境中汗液分泌增多而蒸发不良，使表皮角质层浸渍肿胀，汗孔堵塞，汗管破裂，汗液渗入周围组织刺激所致。本病属中医学"热痱""痱疮"等范畴。

鲜大青叶汤

【用药】鲜大青叶 50 克。

【用法】水煎代茶饮。

【功用】清热解毒，凉血消斑。可防治痱子。

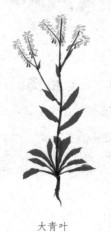

大青叶

鲜马齿苋敷剂

【用药】鲜马齿苋适量。

【用法】水煎取汁，待药液冷后湿敷患处。

【功用】清热解毒止痒。治痱子。

冬瓜皮洗剂

【用药】冬瓜皮 150~200 克。

【用法】水煎外洗患处。

【功用】清热解毒止痒。治痱子。

苦瓜叶外用方

【用药】新鲜苦瓜叶适量。

【用法】洗净捣烂，用消毒纱布绞汁，涂擦患处。

【功用】清热解毒。治痱子。

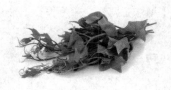

苦瓜叶

苦参洗剂

【用药】苦参 10 克。

【用法】水煎去渣，每日洗患处 1~2 次，连用 7 日。

【功用】清热解毒。治小儿暑天头部生痱，痱连成疖，肿痛或成脓水。

芒硝洗剂

【用药】芒硝 100~200 克。

【用法】用热水溶化后放入洗澡盆中，水量 10~20 升，水温以不烫手为宜，冲洗皮肤，每天 1 次。

【功用】清热泻火，消肿止痛。治小儿痱子。

甲沟炎

甲沟炎是指甲沟一侧的周围组织化脓性感染，严重的能引起指甲（趾甲）溃空乃至脱落。本病相当于中医学的"沿爪疗""蛇眼疗"。

芙蓉叶软膏

【用药】芙蓉叶 60 克。

【用法】焙干后研细末，加适量凡士林调成油膏外敷患处，纱布固定，每日换药 1 次。

【功用】清热解毒消肿。治甲沟炎。

大黄方

【用药】生大黄 20 克。

【用法】煎水浸泡，每日 2 次，每次 30 分钟。或将生大黄晒干，研细末，以醋调匀，外敷患处，每日清洗后更换。

【功用】破瘀消肿。治甲沟炎。

猪胆汁

【用药】新鲜猪胆 1 个。

【用法】取猪胆汁装在小杯里，把患处浸在胆汁中，隔日 1 次，每次 10~15 分钟。

【功用】清热解毒。治甲沟炎。

仙人掌敷剂

【用药】鲜仙人掌适量。

【用法】削去皮和刺，放少许盐（约两米粒大，太多则痛）共捣烂，外敷患处，纱布固定，每日换药 1 次。

【功用】清热解毒消肿。治甲沟炎。

蒲公英敷剂

【用药】鲜蒲公英适量。

【用法】捣烂，摊于敷料上外敷，每日换药 1 次。

【功用】清热解毒。治甲沟炎。

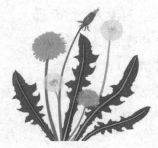

蒲公英

黄柏汤

【用药】黄柏 30 克。

【用法】清水洗净，加水 200 毫升，煮取 50 毫升，将患处洗净，用浸过药汁的脱脂棉将患处四周包裹，外用塑料薄膜包扎，胶布固定。

【功用】清热燥湿，泻火解毒。治甲沟炎。

褥疮

褥疮是指久病卧床不起者的受压部位发生的慢性溃疡。多见于瘫痪和长期卧床患者。好发于接触床褥的身体突出部位，如背脊、尾骶、足跟等。本病相当于中医学"席疮"范畴。可用清热解毒、活血祛瘀、通经活络、生肌敛疮等方法治疗。

红花酒

【用药】红花适量。

【用法】泡酒外搽。也可取红花500克，加入7升水，煎2小时后，红花颜色呈白色，滤过取液，再用小火熬3~4小时，使成胶状为止，冷却后即可使用。外敷患处，隔日换药1次。

【功用】活血祛瘀止痛。治褥疮。

冰片油

【用药】冰片适量。

【用法】将其浸入适量上等花生油内溶化，局部涂擦，每日4次，涂后疮面用纱布敷盖保护，涂至疮面愈合。

【功用】清热泻火解毒。治褥疮。

紫草油

【用药】紫草10~15克。

【用法】取麻油100克，将其煎沸，入紫草浸泡，放置4~8小时后装瓶备用。将紫草油涂患处，每日2~6次。对中期有坏死、感染、渗出的褥疮，在皮损处外敷云南白药粉，每日2~3次。

【功用】清热泻火解毒。治褥疮。

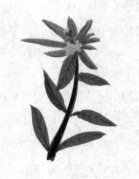

紫 草

生姜油

【用药】生姜适量。

【用法】洗净晾干，切成1毫米的薄片，浸泡在茶油中，以油面浸过生姜为度。浸泡8~12小时。或把生姜捣烂，与茶油混合调成糊状，搁置8小时后使用。用时，用盐水清洗疮面，然后用茶油姜片敷患处，用消毒纱布覆盖，胶布固定。经常因出汗或尿液刺激等因素致皮肤呈片状糜烂时，在清洗患处后，用茶油姜糊涂擦患处，局部涂药后予以暴露，但要避免摩擦。每日均换药2~3次。

【功用】祛腐生新，消炎杀菌。治褥疮。

海螵蛸散

【用药】海螵蛸适量。

【用法】研极细末（用单层纱布过筛，除去粗粒），装入洁净瓶内经高压灭菌后，取适量撒在经常规消毒后的疮面上，再用纱布覆盖，胶布固定，每隔2~3日换药1次。

【功用】收敛止血，除湿敛疮。治浅度溃疡期褥疮。

静脉炎

静脉炎是指静脉管腔的炎症。若伴有血栓形成，又称为血栓性静脉炎。发生于浅组静脉者，称为浅静脉炎；发生于深组静脉者，称为深静脉炎。多由于静脉输液、长期站立作业、静脉曲张、外伤感染、化学药品刺激等导致静脉壁受损伤，血流滞缓和血液高凝状态而形成。表现为受累静脉呈条索状硬结、肿胀、灼热、疼痛或压痛。本病属中医学"血痹""脉痹""血瘀"范畴。

山栀散

【用药】生山栀适量。

【用法】焙干研细末，用米醋调成糊状，涂敷患处，每日换药 3~4 次，连敷 5~7 天，轻者 1~2 天见效。

【功用】清热消肿，散瘀止痛。治浅静脉炎，络脉瘀阻、疼痛，或因静脉注射药物刺激血管导致静脉呈条索状红肿疼痛。

蚤休汁

【用药】蚤休根茎 5 克。

【用法】上药磨成汁兑入白醋 20 毫升，外涂患处，每日 3~4 次。

【功用】解毒，消肿。

三七粉

【用药】三七适量。

【用法】研为细粉，每次 2 克，每日 2 次，口服。或用酒调成糊状，涂于患处，每日换药 2 次。

【功用】活血化瘀止痛。治浅静脉炎。

芒硝敷剂

【用药】芒硝 200 克。

【用法】加温水溶化，局部热敷，每 6 小时 1 次，每次 30 分钟。

【功用】清热散瘀。治浅静脉炎局部红肿、微热。

仙人掌敷剂

【用药】鲜仙人掌适量。

【用法】削净表面小刺，切成薄片，沿静脉走向贴，药干后再换。

【功用】清热解毒，活血散瘀。治浅静脉发炎局部红肿、微热。

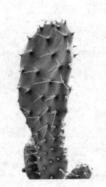
仙人掌

丝瓜叶敷剂

【用药】新鲜丝瓜叶数片。

【用法】洗净捣成糊状，用量视静脉炎症面积大小而定，敷于患处，厚度 0.2~0.3 毫米，稍大于炎症范围，上面覆盖一层塑料薄膜，以防蒸发、干燥，用胶布固定。每日换药 1~2 次，以保持湿润为宜。

【功用】清热凉血。治浅静脉炎，局部红肿、微热、痛。一般敷药当天见效，24 小时后炎症消失，血管弹性待敷

3~4 次后即可恢复。有人敷此药有痒感，但能忍受，2 小时后可自然消失。

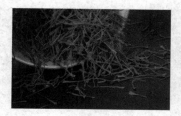

红 花

水蛭散

【用药】生水蛭适量。

【用法】干燥后研为细粉，每次 1~2 克，每日 2 次，温开水吞服。15 日为一疗程。

【功用】破血逐瘀，通脉止痛。治血栓性静脉炎。

红花酊

【用药】红花 100 克。

【用法】将其装入玻璃瓶内，加入 75% 酒精 500 毫升，浸泡 7 日以上，外涂患处，每日 3 次。

【功用】活血解毒，消肿止痛。

山慈菇酊

【用药】山慈菇 50 克。

【用法】研末，装入玻璃瓶内，加入 75% 酒精或高度数白酒（用量以超出药面 20 毫升为度）浸泡 7~13 以上，备用。用时将山慈菇酊少许倒入手掌，在患处来回用力搓擦，直到皮肤发热。每日 3~5 次，7 日为一疗程。

【功用】活血解毒，消肿止痛。治血栓性浅静脉炎，大多数患者 1 个疗程症状可消失。

芦荟汁

【用药】鲜芦荟适量。

【用法】洗净，用小刀刮去表皮，将芦荟汁滴在病变局部，用消毒压舌板沿血管走向轻轻刮匀。如有皮肤溃破者以生理盐水洗创面，芦荟汁直接滴于破损处，覆盖凡士林纱布，每日 3 次。

【功用】清热解毒，活血散瘀。治输液后静脉发炎局部红肿、微热。

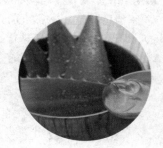

芦 荟

皮肤溃疡

　　皮肤溃疡是指皮肤软组织坏死而产生的皮肤或黏膜缺损，多由疮疡、外伤、烧烫伤或手术伤口感染所致。其临床特征是皮肤溃烂，日久不愈，时流脓液。本病中医学亦称为"皮肤溃疡"。

黎罗根散

【用药】黎罗根适量。

【用法】黎罗根磨成细粉，调茶油或凡士林涂擦患处。

【功用】清热利湿，杀虫止痒。治溃疡肿痛。治疗期间，每天必须换洗衣服，并进行煮烫消毒。注意：黎罗根有毒，不可内服。

密陀僧散

【用药】密陀僧适量。

【用法】放火上烧红，以醋淬，研细末，调白茶油搽患处。

【功用】解毒燥湿，收敛防腐。治溃疡肿痛。

龟甲方

【用药】龟甲适量。

【用法】烧灰存性，和白蜡、葱头共捣匀，贴患处。又方鳖壳烧灰加冰片少许，香油调搽患处。

【功用】滋阴潜阳，益肾强骨。治溃疡肿痛。

椿叶方

【用药】椿叶1握。

【用法】煎汤洗。

【功用】消肿止痛，治溃疡肿痛。

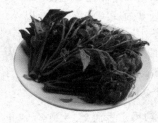

椿 叶

蛇床子方

【用药】蛇床子150克。

【用法】煎汤洗。

【功用】燥湿敛疮，治溃疡肿痛。

老露蜂窝方

【用药】老露蜂窝1只。

【用法】焙枯研末，茶油调涂。

【功用】消肿止痛，治溃疡肿痛。

蟾蜍方

【用药】蟾蜍。

【用法】将蟾蜍养五六天，使其粪排清，放入酒内煎，待脱皮去渣取酒，外搽。

【功用】解毒消肿，利水止痛。治溃疡肿痛。

鸡蛋黄油方

【用药】鸡蛋黄油。

【用法】将鸡蛋煮熟，去蛋壳、蛋白，再将蛋黄放入勺内炼，即出油，将疮以花椒水洗净，再将蛋油抹于疮上，1日抹3次。

【功用】收敛生肌，消炎止痛。治溃疡肿痛。

石膏方

【用药】石膏100克。

【用法】以茶叶煎浓汁，调石膏粉摊于膏药上，贴患处。

【功用】生肌敛疮，治溃疡肿痛。

小腿溃疡

　　小腿溃疡是由于下肢血液循环障碍等原因引起的一种皮肤慢性溃疡性损害，以疮口经久不能收口或收口后因损伤又复发为特征。好发于小腿下 1/3 内侧，多伴有静脉曲张。本病相当于中医学"臁疮""裙边疮"等范畴。治宜清热利湿，活血通络。

鲜桑树根皮方

【用药】新鲜桑树根皮适量。

【用法】将其洗净，去赤层备用。使用前用盐水清洗患部，将桑白皮自溃疡上缘 2 厘米处开始，呈叠瓦状向下把疮面封住，直至疮面下缘 2 厘米为止，包扎稍用力，使中段正贴疮面，3~4 天更换 1 次。

【功用】清热解毒。治小腿溃疡。

蛋黄油

【用药】鸡蛋 10 个。

【用法】将其煮熟后去蛋白，蛋黄放入小铁锅中用小火炒煎至油出，挑出蛋黄，投入数块小纱布拌匀备用。清洗患处后用蛋黄油纱布平贴于创面上并包扎，每日 1 次。

【功用】滋阴润燥。治小腿溃疡。

蒲公英膏

【用药】鲜蒲公英 500 克。

【用法】将其洗净入小锅中，加适量水，以浸没药物为度，煎至一半时，过滤去渣，再煎煮收成膏，约 1 碗。将膏涂布患处，每日 1 次，不用包扎，连涂 2~4 日。

【功用】清热解毒利湿。治小腿溃疡。

蜂蜜外用方

【用药】蜂蜜适量。

【用法】涂患处，一日 2 次，连涂至愈。

【功用】清热解毒，生肌敛疮。治小腿溃疡。

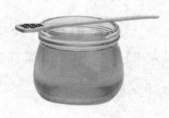

蜂 蜜

芙蓉根敷剂

【用药】芙蓉根 50~150 克。

【用法】捣烂敷患处，干即换。

【功用】清热消肿解毒。治小腿溃疡。

鲜生地敷剂

【用药】鲜生地 250 克。

【用法】洗净捣烂，榨其汁贮于干净器皿中，待成糊状。先用淡盐水冲洗患处，再敷此药。敷药后盖上油纸或蜡纸，不需包扎，隔日换药 1 次。

【功用】养血生肌。治小腿溃疡。

寻常疣

寻常疣是由人乳头状瘤病毒引起的一种皮肤良性肿瘤，呈米粒至黄豆大小不等，表面菜花状或刺状。初发为1个，可自身传播而发为多个。多见于手指、手背、足缘等处。本病相当于中医"刺瘊""千日疮""疣目"等范畴。

生薏苡仁散

【用药】生薏苡仁900克。

【用法】研末，每次以温开水送服15克，每日早、晚各1次，1个月为一疗程。

【功用】健脾除湿，消疣。治寻常疣、扁平疣。

土茯苓汤

【用药】土茯苓100克。

【用法】煎汤代茶顿服，每日1剂。

【功用】清热解毒，消疣。治寻常疣、扁平疣。服用10天后，疣体自行脱落。

醋蛋方

【用药】鸡蛋数个。

【用法】将其煮熟后敲碎蛋壳，浸入食醋（镇江醋）中24小时，于每日清晨空腹服蛋2个，并服食醋2匙，连服2~3周。

【功用】清热，软坚，消疣。治寻常疣。服用1周后，疣体开始脱落，2周后大部分脱落，续服1周。

荸荠方

【用药】荸荠适量。

【用法】将荸荠瓣开，用其白色果肉摩擦疣体，每日3~4次。每次摩至疣体角质层软化，脱掉，微有痛感并露出针尖大小的点状出血为止。连用7~10天。

【功用】消疣。治寻常疣。

大蒜敷剂

【用药】大蒜12瓣（紫皮较佳）。

【用法】去皮，捣成糊状。用胶布将寻常疣根基部皮肤粘贴遮盖。75%酒精消毒疣体后，用无菌刀或剪刀剪破疣的头部，以见血为好，随即用适量蒜泥贴敷疣体及破损处，然后用胶布包盖。一般4~5天后，疣体即可脱落。不愈者可再治1次。如惧怕切破疣体，可将蒜瓣切开涂擦疣体，每天6~8次，一般20多天疣体可自行脱落。

【功用】消疣。治寻常疣。

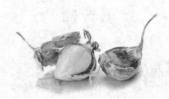

大 蒜

扁平疣

扁平疣，常对称性发于颜面、手背及前臂等部位。表现为正常肤色或淡褐色帽针头至扁豆大小的圆形、椭圆形或不规则形扁平丘疹，表面光滑，质硬，散在或密集，亦可融合成小片状，可因抓痕呈串珠样排列。无自觉症状，常在消退前出现瘙痒。病程缓慢，可持续 3~4 年不愈。

新鲜鸡内金

【用药】新鲜鸡内金 1 个。

【用法】取新鲜鸡内金涂擦患处，然后把鸡内金用清水浸泡于碗内，2 小时换 1 次水，以备下次再用。每晚涂擦 1 次，连用 3 日。

【功用】本方为贵州彝族民间用以治疗扁平疣的单方，一般用药 3 天左右，扁平疣变软变紫，停药后则会自行结痂脱落而愈。用过的鸡内金应用火烧掉，以免误服。

生鸡内金搽剂

【用药】生鸡内金 90 克。

【用法】加水 200 毫升，浸泡 2~3 天后，用药液涂擦患处，每 115~6 次。一般外搽 10 天，扁平疣即干涸缩小而脱落。

【功用】消疣。治扁平疣。

鲜芝麻花

【用药】鲜芝麻花 20 克。

【用法】将芝麻花在手心内揉成绒状，在患部涂擦。

【功用】清热解毒。本方治疗扁平疣。

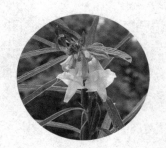

芝麻花

花蚁虫方

【用药】花蚁虫 1 个。

【用法】活花蚁虫，先确定母疣（即最先长出之疣），然后用刀在母疣上划出一点血，将花蚁虫脖子折断，把虫血印在划出血处，印 1 次即可。

【功用】解毒散结。本方治疗瘊子疙瘩，有较好疗效，一般 1 次即可治愈。

茄子汁

【用药】茄子 1 个。

【用法】先将患部用温水洗净，除去疣体的表面粗糙部分。用茄子 1 片，在疣的表面反复涂擦，汁干后再切茄子 1 片涂擦，反复几次。若为多发性疣，则找准母疣，一般只需搽 1 次即可。

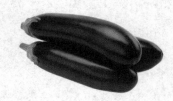

茄子

【功用】清热，活血，消肿。治疣。茄子最好用刚摘下、大拇指大小、未成熟无籽而多汁的小茄子。如无，则成熟得多汁鲜嫩者亦可。

带状疱疹

带状疱疹是水痘带状疱疹病毒所致的一种急性皮肤病。临床表现为沿身体一侧呈带状分布，排列宛如蛇行，且围以红晕。本病属中医学"蛇串疮"范畴。多由肝胆郁热或脾胃湿热，外受毒邪而发。治宜清热泻肝火、清热利湿、解毒定痛。

络石藤散

【用药】络石藤全草适量。

【用法】火煅存性，研为细末，调醋外涂，干则再涂，每日数次。

【功用】祛风燥湿，清热解毒，活血通经。治带状疱疹。

蚤休外用方

【用药】鲜蚤休块茎或干品适量。

【用法】将鲜蚤休块茎切片外涂，或干品醋磨汁外涂。

【功用】清热解毒，消肿散瘀。治带状疱疹，效佳。

半边莲敷剂

【用药】半边莲鲜品适量。

【用法】捣烂敷患处，若干，即以冷开水湿润，每日换药1~2次，亦可用鲜品捣烂取汁涂患处。

【功用】清热解毒。治带状疱疹。

马齿苋敷剂

【用药】鲜马齿苋120克。

【用法】捣烂敷患处，每日2次。

【功用】清热解毒。治带状疱疹。

雄黄酊

【用药】雄黄粉50克。

【用法】将其与75%酒精100毫升混合备用。每日搽敷患处2次。如疼痛剧烈，疱疹多者，可在上方中加入2%普鲁卡因20毫升。

【功用】解毒，杀虫，燥湿。治带状疱疹。据报道，10多年来用此方治疗4000余例，平均疗程5~6天即愈。

海金沙敷剂

【用药】鲜海金沙茎叶30~60克。

【用法】将其用凉开水洗净捣烂，加适量烧酒调敷患处，用纱布包扎好，每日换药1次。

【功用】清热解毒。治带状疱疹。

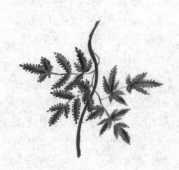

海金沙

王不留行散

【用药】王不留行12克。

【用法】焙干，研极细末，用香油调成糊状，作局部涂抹，每日2~3次。疱疹已经溃破者，可将药末直接撒布于溃烂处。

【功用】活血通经。治带状疱疹。《药性论》谓其能"治风毒，通血脉"。

荨麻疹

　　荨麻疹俗称"风疹块"，是一种发病率很高的过敏性皮肤病。根据病程的长短可分为急性和慢性两种。急性者经 1 周左右就可痊愈；慢性的可反复发作数月，甚至数年。中医认为本病与外感风寒、风热之邪，或内蕴湿热之毒，或血虚化燥生风有关。治宜祛风止痒、清热凉血、养血润燥。

姊妹树方

【用药】姊妹树 20 克。

【用法】采其树皮及叶。叶随用随采，皮切碎晒干备用。水煎服，每日 3 次，外用叶煎水洗。

【功用】除风止痒。本方煎水外洗，治愈各种皮肤过敏症 20 余例。

苍耳方

【用药】苍耳 100~200 克。

【用法】以果实或根入药，熬水洗浴。

【功用】本方具有祛风散热、解毒、止痒之功。彝医常用治疗风疹一类皮肤瘙痒。

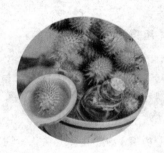

苍耳

蝉蜕方

【用药】蝉蜕 120~150 克。

【用法】洗净风干，炒焦为末，炼蜜为丸，每粒 9 克重。每日早晚各服 1 丸，白水送下，以愈为度。一般 1 料即愈。

【功用】疏散风热。此方多服兼能治血风疮及内科哮喘。

桉树叶方

【用药】桉树叶适量。

【用法】煎水洗。又方加苦楝叶，煎水洗。

【功用】疏风清热，消炎止痒。治疗荨麻疹。

金钱草方

【用药】金钱草 250 克。

【用法】洗净，煎汤熏洗。又方①生的金钱草 900 克、生盐 24 克，将金钱草捣烂，加生盐和匀搽患处。②金钱草、防风，煎水洗。

【用法】解毒消肿，抗菌消炎。治疗荨麻疹。

芝麻梗方

【用药】新鲜芝麻梗。

【用法】水煎洗患处。

【功用】清热散风止痒。治疗荨麻疹。

紫荆树枝方

【用药】紫荆树枝不拘量。

【用法】煎水洗。

【功用】祛风解毒。治疗荨麻疹。

食盐粉

【用药】食盐粉适量。

【用法】泡水洗患处。

【功用】凉血解毒，杀菌止痒。治疗荨麻疹。

湿疹

　　湿疹是由多种内外因素引起的一种具有明显渗出倾向的皮肤炎症反应。可发生于任何年龄、任何部位、任何季节。临床表现具有皮疹多形性、对称性，伴有剧烈瘙痒、糜烂、渗出、结痂、易复发等特征。一般分为急性（红斑、丘疹、水泡、渗出糜烂后结痂、脱屑），慢性（皮肤暗紫红色浸润、肥厚、干燥、苔藓样变、脱屑性皮损等），亚急性三期。本病属中医学"湿疮""浸淫疮"范畴。急性、亚急性者多因风、湿、热客于肌肤而成；慢性者则多为血虚风燥或脾虚所致。治宜清热利湿、健脾除湿、疏风止痒、养血祛风。

萹蓄汤

【用药】萹蓄 60~90 克。

【用法】煎汤，趁热先熏后洗。

【功用】清热利湿止痒。治肛门湿疹瘙痒。

田基黄汤

【用药】田基黄适量。

【用法】水煎外洗。

【功用】清热利湿。治湿疹及疱疖肿毒。

吴茱萸汤

【用药】吴茱萸 50 克。

【用法】加水 1500 毫升，煎汤，倒入盆中，先熏，待药液晾温后泡洗阴囊，每日 3 次。

【功用】燥湿止痒。治阴囊湿疹，潮湿瘙痒，夜间为甚。

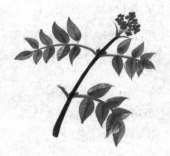

吴茱萸

胡椒汤

【用药】胡椒 10 粒。

【用法】研粉，加水 2000 毫升，煮沸，凉冷，淋洗患处，每日 2 次。

【功用】燥湿止痒。治阴囊湿疹，瘙痒。

地榆汤

【用药】地榆 30 克。

【用法】加水 2 碗，煎成半碗，用纱布沾药液湿敷患处。

【功用】清热解毒。治湿疹。

蛇床子汤

【用药】蛇床子 15 克。

【用法】煎水洗阴部。

【功用】祛风燥湿，杀虫。治男子阴囊湿疹。

鱼腥草汤

【用药】鲜鱼腥草 100 克（干品 30 克）。

【用法】水煎液洗患处，每日 2 次。

【功用】清利湿热。治阴囊湿疹。

芒硝汤

【用药】芒硝 150~300 克。

【用法】加适量冷开水溶化后，用消毒纱布或干净毛巾湿敷患处，每天 3~4 次，每次敷 30 分钟或 1 小时。

【功用】清热止痒。治急慢性湿疹、疥疮等皮肤瘙痒症。

赤小豆散

【用药】赤小豆适量。

【用法】研为细粉。将药粉撒于患处或用鸡蛋清调涂患处。

【功用】清热利湿。治婴儿湿疹。

蜂蜜方

【用药】蜂蜜适量。

【用法】将适量蜂蜜放入杯中，加水溶化，均匀涂敷患处。

【功用】清热解毒。治湿疹。

马鞭草汤

【用药】鲜马鞭草全草90克。

【用法】将其洗净置瓦器中（忌用金属类容器），加水500毫升，煮沸，待冷后，外洗患处，一日数次。

【功用】清热燥湿解毒。治慢性湿疹。症见局部红肿瘙痒，搔破后糜烂，黄水淋漓。

黄柏汤

【用药】黄柏120克。

【用法】水煎取药品汁100毫升，湿敷患处，每次10分钟，一日4次。皮损渗液少或无渗液者，可改用黄柏粉香油调涂。

【功用】清热燥湿。治小腿湿疹，症见双下肢红丘疹渗液、糜烂、瘙痒，小儿脐疮，流脓水，臭秽难闻。

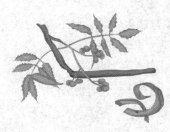

黄 柏

黄连汤

【用药】黄连15克。

【用法】打碎，水煎取汁，湿敷患处，每次30分钟，一日3次。皮损渗液少或无渗液者，可改用黄连粉香油调涂。

【功用】清热燥湿。治婴儿湿疹。症见患处红斑、丘疹、瘙痒、流水。

蒲黄散

【用药】蒲黄适量。

【用法】将其研极细末，装瓶备用。取适量直接撒在皮损上，若渗液透药时，再继续撒。

【功用】收涩止血，行血祛瘀。治渗液性湿疹。

雄黄鸡蛋方

【用药】雄黄3克，鸡蛋1个。

【用法】将鸡蛋一端戳一小孔，纳入雄黄，用纸将孔封好，外用泥糊包裹，文火烧成炭，去泥研细末，用香油调敷患处。

【功用】燥湿解毒，祛风杀虫。治头、面、颈、胸、上肢等处湿疹。

蛋黄油

【用药】鸡蛋数个。

【用法】煮熟，取蛋黄置铁锅内搅碎，用火烤炼，待其熬成黑色，即见蛋黄油流出，每个蛋黄可炼4~5毫升油，将其盛入消毒容器内，冷却备用。用时先用生理盐水洗净疮面，除去痂皮，待水分蒸发后，用蛋黄油涂患处，用4层纱布敷盖，每天或隔天换药1次。

【功用】滋阴润燥，养血息风。治湿疹。症见患处有浅层炎性症状，并有渗出液、鳞屑、皮肤变厚和瘙痒等。

脓疱疮

脓疱疮是一种常见的急性化脓性皮肤病。夏秋季节多见，好发于儿童，有传染性。临床以皮肤破溃、瘙痒、流黄水为主症。本病属中医学"黄水疮""滴脓疮"范畴。多由心火脾湿内蕴，复感风湿热邪，蕴蒸肌表所致。可选用祛风清热、利湿解毒的方法治疗。

马齿苋敷剂

【用药】鲜马齿苋适量。

【用法】洗净，加少许食盐，捣烂外敷。

【功用】清热解毒。治脓疱疮。

蒲公英方

【用药】蒲公英60克。

【用法】将蒲公英冲洗，浸入30克麻油中，炖熟，用棉花蘸药液擦患处。

【功用】清热解毒。治脓疱疮。

苦杏仁油

【用药】苦杏仁适量。

【用法】将苦杏仁核烧焦去核皮，榨油，涂敷患处。

【功用】清热解毒消肿。治脓疱疮。

荷叶炭

【用药】荷叶适量。

【用法】烧炭存性，研为细末，用麻油调成糊状，敷于患处，每日2次。

【功用】清热解毒消肿。治脓疱疮。

黄连粉

【用药】黄连适量。

【用法】将其粉碎后过100筛，备用。患处水多者干撒药粉，渗水少者用麻油适量调涂，每换药1次。

【功用】清热解毒燥湿。治疗黄水疮、旋耳疮及婴幼儿局限性湿疹。

大黄散

【用药】生大黄适量。

【用法】研成粉末外撒患处。

【功用】清热解毒。治黄水疮、湿疹、烫伤。

黄柏末

【用药】黄柏适量。

【用法】研末，麻油调搽患处。

【功用】清热燥湿解毒。治黄水疮。

黄 柏

鱼腥草敷剂

【用药】鲜鱼腥草250克。

【用法】洗净，加水3000毫升，煮取2000毫升，倒入脸盆内，先熏蒸疮面，待温度适宜时用毛巾蘸药液趁热外敷，并反复清洗疮面。每次熏洗20分钟左右。

【功用】清热解毒。治脓疱疮。

皮肤瘙痒症

皮肤瘙痒症是指无原发皮疹而自觉瘙痒的皮肤病，属于神经精神性皮肤病，分为普通型和过敏型。由于不断搔抓，常有抓痕、血痂、色素沉着及苔藓样变化等继发损害。本病属中医学"痒风""风瘙痒"范畴，多因风热、血热蕴于肌肤，不能疏泄，或因血虚肝旺，肌肤发痒所致。

马鞭草汤

【用药】马鞭草 150 克。

【用法】煎水，每晚入睡前洗浴。

【功用】活血凉血，清热解毒。治老年性皮肤瘙痒症。

枳壳散

【用药】枳壳适量。

【用法】取麸皮撒入热锅内，用中火加热，候冒烟时加入净枳壳片，拌炒至深黄色，麸皮呈焦黄色时，取出筛去麸皮，将枳壳研末，每次 6克，水煎温服。

【功用】理气宽中，行滞消积，止痒。治皮肤瘙痒症。

荆芥散

【用药】荆芥 30 克。

【用法】碾为细末，过筛后装入纱布袋内，均匀地撒布于患处（如范围大，可分片进行），然后用手掌来回反复揉搓，至手掌与患部发生热感为度。

【功用】祛风止痒。治急、慢性荨麻疹及一切皮肤瘙痒症。轻者 1~2 次、重者 2~4 次即可奏效。

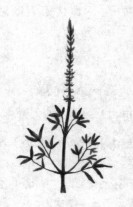

荆　芥

徐长卿汤

【用药】徐长卿适量。

【用法】水煎外洗患处。

【功用】祛风止痒。治皮肤瘙痒。

盐汤

【用药】盐适量。

【用法】煎汤洗浴，每日 3~4 次。

【功用】祛风散热止痒。治皮肤瘙痒，体如虫行。

夹竹桃叶洗剂

【用药】夹竹桃叶 3 片。

【用法】将其放入盆中，然后倒入开水 500 毫升，待水颜色变成浅黄色时，趁热外洗患处，每日 2 次，每次 15 分钟。

【功用】止痒。治皮肤瘙痒难忍，一般 3~5 天即可见效。

冻疮

冻疮是因寒冷引起局部血液循环不良所致的皮肤病。冬季常见，尤其是儿童、妇女及老年人易患此病。皮损为局限性红肿斑块，有刺痒、烧灼感，严重者可有溃破、结痂性皮疹。本病中医学亦称为"冻疮"，治宜温经散寒，活血通络。

桂枝汤

【用药】桂枝60克。

【用法】加清水1000毫升，武火煎煮10分钟，稍凉后，即将患处浸于药液中，边洗边按摩，每次10~15分钟，早、晚各1次。

【功用】温经散寒。治冻疮。

川楝子方

【用药】生川楝子100克。

【用法】水煎后，先熏后用药水泡洗，每日2次，至愈。也可取生川楝子300克，将其打碎装入陶瓷或砂罐内加水反复煎熬取汁，去渣，再浓缩成膏，每晚用温淡盐水洗净患处后，涂上此膏，用消毒纱布包扎。

【功用】活血散瘀。治冻疮。

生姜方

【用药】生姜数块。

【用法】将生姜捣烂后涂搽患部。也可加水煎汤，温洗患处，每日1~2次。

【功用】温经散寒。治未溃冻疮。

山楂汤

【用药】生山楂240克。

【用法】加水5000毫升，煎30分钟后去渣，温水洗患处，每日1次，一般3次可愈。局部已溃糜烂者将鲜山楂砸成糊状，也可用干山楂水煮后砸成糊状外敷，每日换药1次，7日可愈。

【功用】活血化瘀，散结止痛。治冻疮。

大黄散

【用药】大黄适量。

【用法】研细末，水调，搽疮面。若冻疮红肿，瘙痒未溃，可用大黄20克煎水熏洗患处，每日1~2次。

【功用】活血祛瘀。治冻疮皮肤破烂，痛不可忍。

白萝卜外用方

【用药】白萝卜1个。

【用法】将其洗净，切大厚片，烘烤热，每晚睡前涂擦患处，至皮肤发红为止，每日1次。

【功用】温经散寒，活血通络。治未溃冻疮。

夹竹桃叶煎液

【用药】夹竹桃叶50克。

【用法】上药洗净，加水500毫升，煮沸10分钟，倾入盆内，趁温热时浸泡冻疮部，每日1次，每次10分钟，重者一日2次。

【功用】活血祛瘀，散寒止痛。治冻疮红肿，瘙痒未溃。冻疮已破溃者，禁用此法。

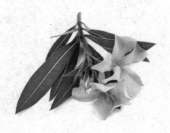

夹竹桃

鸡眼

鸡眼多发生于脚部，为圆锥形角质增生，压之疼痛。因其深陷肉里，状如鸡眼得名。常因足底部或趾间长期挤压或摩擦所致。本病属中医学"肉刺""鸡眼"范畴。治疗宜软坚、拔毒、蚀腐。

鸦胆子仁方

【用药】鸦胆子仁 5 粒。

【用法】先将患部用温开水浸洗，用刀刮去表面角皮层，然后将鸦胆子捣烂贴患处，外用胶布粘住。每 3~5 日换药 1 次。

【功用】清热解毒，蚀疣。用于治疗鸡眼、脚垫等。

蜈蚣方

【用药】蜈蚣 1 条。

【用法】文火焙干，研末，油调，涂患处。经一夜去药，患处变黑，再经 1 周即脱落。又方①将蜈蚣用香油浸 2~3日，取出捣烂外敷；②蜈蚣研末，加盐水调敷；③蜈蚣浸醋外敷。

【功用】解毒散结，通络止痛。治疗鸡眼。

半夏茎方

【用药】半夏茎适量。

【用法】将半夏茎晒干粉碎备用。先将鸡眼浸温水中泡软，削去角化组织，放上半夏茎粉（生），用胶布固定，6 天即脱落。未脱落者可继续敷药。

【功用】消瘰散结。治疗鸡眼。

蓖麻子敷剂

【用药】蓖麻子 1 枚。

【用法】去外壳，灰火内埋烧，以爆胀为度。患处用热水浸软，用小刀削去鸡眼老皮，用手捏软蓖麻子，趁热敷患处，外用胶布固定，每 3~5 天更换 1 次。

【功用】散瘀，止血，解毒。治鸡眼。

玉簪花根方

【用药】玉簪花根适量。

【用法】捣烂后敷于患处。

【功用】消肿、解毒、止血，用于治疗鸡眼。不宜常敷，否则有损肌肉。

银杏叶方

【用药】银杏叶 10 片。

【用法】捣烂后包贴于患处。2 日后患处呈白腐状，用小刀将硬疗剔出即愈。

【功用】活血化瘀。用于治疗鸡眼。

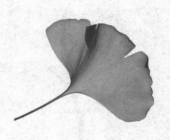

银杏叶

葱蜜糊剂

【用药】连须葱白 1 根。

【用法】先将患处用温水洗净。消毒后用手术刀削去鸡眼老皮，削至渗血为度。再将葱白洗净捣泥，加少许蜂蜜调匀敷患处，外用纱布包扎固定，3 日换药 1 次。

【功用】软坚散结。治鸡眼。轻者 1 次即愈，重者 2 次可痊愈。

白癜风

白癜风是一种常见的色素性皮肤病,以皮肤局部白色斑片,四周色暗为特征。全身部位可发生,但以面、颈、手背为多,常呈对称性分布,患处毛发亦可变白。本病属中医学"白癜""白驳风"范畴。

菟丝子酒

【用药】菟丝子9克。

【用法】加入95%酒精60毫升内,浸2~3天。取汁,外涂患处,每日2~3次。

【功用】祛风止痒。治白癜风。

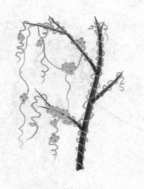

菟丝子

补骨脂酒

【用药】补骨脂150克。

【用法】研末,加入75%酒精360毫升浸泡7天。过滤取汁。用药棉蘸药液涂擦患处,并摩擦5~15分钟。

【功用】调和气血,活血通络。治白癜风。

生姜汁

【用药】鲜生姜适量。

【用法】捣烂取汁,涂搽患部。

【功用】温经散寒祛风。治白癜风。

猪肝蘸沙苑蒺藜方

【用药】沙苑蒺藜100克。

【用法】研末;另取猪肝1具,煮熟后切成小片,蘸药末1天服完。

【功用】补肾固精,益肝明目。治白癜风。

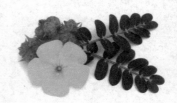

沙苑蒺藜

神经性皮炎

　　神经性皮炎是一种以瘙痒和苔藓化为特征的慢性皮肤炎症。常见于青壮年。相当于中医学"牛皮癣""顽癣"等范畴。可选用清热、祛湿、凉血、养血、润燥、祛风等治法。

芒硝软膏

【用药】芒硝 100 克。

【用法】与凡士林适量调成膏状，涂敷患处，每日 1 次。

【功用】清热利湿，解毒止痒。治神经性皮炎。

黄柏醋

【用药】黄柏 50 克。

【用法】放入食醋 200 毫升中浸泡 6~7 天，过滤存瓶备用。用时取浸液搽患处。

【功用】清热燥湿，泻火解毒。治神经性皮炎。

白头翁敷剂

【用药】鲜白头翁叶适量。

【用法】捣烂外敷皮损，加压包扎 20 分钟，每日 3 次。

【功用】清热燥湿，泻火解毒。治神经性皮炎。

肉桂散

【用药】肉桂 200 克。

【用法】研细末，用时根据病损大小，取肉桂末适量，用好米醋调成糊状，涂敷病损处。2 小时药糊干后即除去。若不愈，隔 1 周后再涂敷 1 次。

【功用】治神经性皮炎。一般轻者 1 次，重者 2~3 次即可治愈。

丝瓜叶外用方

【用药】鲜丝瓜叶适量。

【用法】洗净捣碎，涂擦皮损处至发红为止，每 3 日 1 次。

【功用】清热解毒。治神经性皮炎。

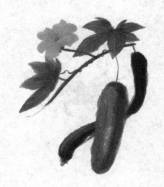

丝 瓜

老茶树根汤

【用药】老茶树根 30~60 克。

【用法】洗净，切片，加水浓煎，分 2 次空腹饮用，每日 1 剂。

【功用】清热凉血止痒。治神经性皮炎。

黄精方

【用药】黄精适量。

【用法】洗净，切片，九蒸九晒，早、晚嚼服，每次 15~30 克。

【功用】补脾益气。治神经性皮炎。

皂角刺

【用药】新鲜皂角刺 1500 克。

【用法】捣烂熬浓汁，滤渣，加好醋熬成膏，将癣刺破敷膏，自有毒水流出，流尽再敷 10 日。

【功用】本方治疗神经性皮炎。

过敏性皮炎

过敏性皮炎是由于接触过敏性抗原引起的皮肤过敏反应，它主要是由IgE介导的I型变态反应。凡对特异性抗原有遗传的或体质上易感的人，在接触这种抗原时，可导致速发型或迟发型过敏性皮炎，主要是指人体接触到某些变应原而引起皮肤红肿、发痒、风团、脱皮等皮肤病症。具体的变应原可以分为接触变应原、吸入变应原、食入变应原和注射入变应原四类。每类变应原都可以引起相应的过敏反应，主要的表现为多种多样的皮炎、湿疹、荨麻疹，出现过敏性皮炎时，应尽快找出病因，做好护理，同时及早治疗。

韭菜叶方

【用药】韭菜叶若干。

【用法】捣烂敷患处。又方①韭菜1把捣汁，加香油、食盐少许调搽患处。②韭菜1把捣汁，加皮硝50克调和搽。③生韭菜1大把，水煎2大碗，待温分服，以治漆疮身面痒肿，甚则心慌不适。

【功用】活血散瘀。治过敏性皮炎。

鲜萝卜方

【用药】鲜萝卜适量。

【用法】捣汁涂患处。

【功用】清热解毒。本方治疗过敏性皮炎。

生橄榄方

【用药】生橄榄适量

【用法】捣汁涂患处，涂前可先用生橄榄叶煎汤洗。

【功用】消炎止痒。本方治疗过敏性皮炎。

活螃蟹

【用药】活螃蟹1~2只。

【用法】将螃蟹放在少许清水里，约过1小时取出，用此水洗搽皮肤，1日数次。又方①蟹黄或加神曲适量，捣如泥，涂搽患处。②蟹壳煎汤洗。③活蟹1只，滑石30克，捣烂以蜜调敷患处。④螃蟹数只、棕叶3片，煎汤洗。

【功用】有效缓解过敏性皮炎症状。

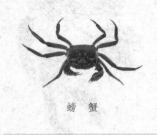

螃 蟹

黄柏末方

【用药】黄柏末适量。

【用法】调香油抹患处。

【功用】清热燥湿。本方治疗过敏性皮炎。

苍耳子苗方

【用药】苍耳子苗9克。

【用法】煎汤洗。不可内服。

【功用】祛风解表，抗菌消炎。本方治疗过敏性皮炎。

苦楝子树叶方

【用药】苦楝子树叶。

【用法】煎汤洗，1日2次。

【功用】抗菌止痒。本方治疗过敏性皮炎。

梧桐子方

【用药】梧桐子适量。

【用法】煎汤洗患处，1日2~3次。

【功用】清热解毒。本方治疗过敏性皮炎。

秃疮

秃疮是以头皮生白屑、头发脱落形成斑秃为临床特征的皮肤癣菌感染性疾病。此病容易在卫生条件较差的地区流行，尤其在儿童中常见。其特点为头皮上出现单个或多个圆形不规则的大片灰白色鳞屑斑，边界清楚，病发失去光泽，常在近头皮处折断，所以头发长短参差不齐。相当于西医头癣中的白癣。治疗以杀虫解毒为原则。

蚌壳方

【用药】蚌壳适量。

【用法】将蚌壳煅研细末，芝麻油调搽。

【功用】清热解毒。本方治疗秃疮。

藜芦方

【用药】藜芦末猪油（熬）。

【用法】调匀搽。

【功用】解毒，杀虫。本方治疗秃疮。

松香方

【用药】松香50克。

【用法】研末，用纸卷上，芝麻油浸透，用火点着，下用碗接滴下之油，先将秃疮洗净，用此油搽。又方小儿烂头癣方，用松香6克、枯矾1.5克、五倍子3克，共为末，猪胆汁调搽。

【功用】祛风燥湿，解毒杀虫。治秃疮。

川花椒方

【用药】川花椒适量。

【用法】用花生油煎川花椒，去渣，候冷，敷患处。

【功用】杀虫，止痒。本方治疗秃疮。

露蜂房方

【用药】露蜂房（即蜂窝）适量。

【用法】研末，用猪油调敷。

【功用】攻毒杀虫，祛风止痛。本方治疗秃疮。

黄丹紫草根方

【用药】紫草根适量。

【用法】先将紫草根浸生菜油或芝麻油5~6日，时间愈长愈好，加黄丹末调涂患处，并能治各种疮疡。

【功用】清热凉血，活血解毒。本方治疗秃疮。

白头翁方

【用药】白头翁250克（鲜者较佳）。

【用法】煎好去渣，再熬成膏，加冰片少许待用。患者剃头后，用肥皂水洗净，再敷药，3~7日可见效。

【功用】清热解毒。本方治疗秃疮。

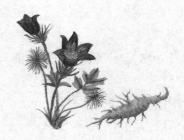

白头翁

疥疮

疥疮简称"疥"，系由疥螨引起的接触传染性皮肤病，易在家庭及集体中传播。国外于1687年才使疥疮成为一有明确病因的疾病，我国则发现于隋朝。疥疮主要是由疥螨与人体密切传染，还可通过衣服、内衣、毛巾而传播，疥螨在离开人体后可存活数天，潜伏期1个月左右，也可长达2个月。皮肤剧烈瘙痒，可能是人体对虫体所引起的获得敏感性所致。发病多从手指间开始，好发于手腕屈侧、腋前缘、乳晕、脐周、阴部及大腿内侧。幼儿和婴儿疥疮常继发湿疹样变化，分布部位不典型，可累及头、颈、掌及趾。皮损损害初发为米粒大红色丘疹、水疱、脓疱和疥虫隧道。严重者偶可伴发急性肾炎。皮损夜间奇痒，白天轻微瘙痒。损害处查到疥虫可以确诊。局部治疗原则为杀虫，止痒，处理并发症。

百草霜方

【用药】百草霜适量。

【用法】研末，搽于患处。

【功用】清热，解毒。本方宜于疥疮后流水不愈者。

鲜象鼻草方

【用药】鲜象鼻草500克。

【用法】将鲜象鼻草捣细，加水煎煮半小时左右，冷却后外洗患处，每天2次，连洗1~2周。

【功用】本品具有消炎、止痒、杀虫之功效，用后有轻微刺痛感，但无毒副作用。

藜芦方

【用药】藜芦不限量。

【用法】研细末，用生油调匀。外涂患处。

【功用】解毒，杀虫。可用于疥疮，亦可用于治疗顽癣。

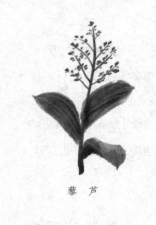

藜芦

大风子方

【用药】大风子适量。

【用法】熬油敷擦患处。

【功用】本方主治疥疮。

土烟草方

【用药】土烟草50克（取新鲜叶上有毛者佳）。

【用法】捣烂，泡开水洗浴。

【功用】解毒，杀虫。治疥疮，亦可用于治疗湿疹。

大将军方

【用药】大将军200克。

【用法】取新鲜大将军加水适量煮半小时，待温凉后外洗患处，每天1次，连续外洗1周以上。

【功用】本方具有消炎、止痒、杀虫之功效。可治疥疮。

接触性皮炎

接触性皮炎是皮肤黏膜接触外界某些物质（主要是外用药、化妆品、金属性饰品、杀菌消毒剂、清洁洗涤剂、染料、塑料制品、生漆，以及植物的花、叶、花粉等）所引起的一种急性、亚急性或慢性炎症性皮肤病。表现为红斑、肿胀、丘疹、水疱或大疱，甚至出现坏死。中医斟其接触物品及部位不同而病名各异。如接触生漆而引起的称为"漆疮"；接触膏药引起的称"膏药风"；接触马桶而引起的称"马桶癣"等。

银杏叶汤

【用药】银杏叶适量。

【用法】煎水洗浴。

【功用】活血养心，敛肺涩肠。治漆疮，数次可愈。

鲜韭菜汁

【用药】鲜韭菜适量。

【用法】捣烂用纱布包裹，轻按患处，每日3次。

【功用】补肾，温中，散瘀，解毒。治漆疮。一般连涂2~3日可愈。

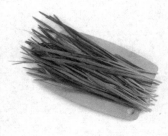

韭 菜

芒硝洗剂

【用药】芒硝150克。

【用法】捣细末，用600毫升水浸洗之。

【功用】清热止痒。治漆性接触性皮炎。

杉木皮汤

【用药】杉木皮适量。

【用法】煎汤洗患处。

【功用】祛风除湿，消肿解毒。治漆性接触性皮炎。《本草经疏》谓其"疗漆疮及脚气肿满，皆从外治"。

黄柏末

【用药】黄柏适量。

【用法】研末，用麻油调匀搽患处。

【功用】清热燥湿解毒。治漆性接触性皮炎。

马齿苋洗方

【用药】马齿苋60克（鲜者150克）。

【用法】加水2000毫升，煎煮20分钟，取汁倒入盆内，用6~7层纱布蘸药水洗患处，并温敷之，每日洗2~3次。每次约2040分钟。

【功用】清热解毒，祛湿止痒。治接触性皮炎。

蚤休酊剂

【用药】蚤休饮片2000克。

【用法】研粉入50%酒精10升中浸泡3日取出，再用同量50%酒精浸泡3日，取2次浸液合并过滤，加适量酒精，制成10%~20%酊剂，用时外涂患处。

【功用】清热解毒。用本方治毛虫皮炎21例，获愈；治蜂蜇皮炎16例，15例愈，1例无效。

脂溢性皮炎

脂溢性皮炎是指皮脂腺分泌功能亢进，表现为头皮多脂、油腻发亮、脱屑较多。多发于头皮、眉弓、鼻翼两侧、腋窝、胸部和背部等，伴有不同程度的瘙痒。成年人多见，容易复发。本病相当于中医学"白屑风"范畴。治疗原则为去脂、消炎、杀菌、止痒。

生姜汁

【用药】鲜生姜250克。

【用法】捣碎，用布包拧取生姜汁，再用10%盐水1000毫升洗净患处，擦干，然后用棉签蘸姜汁反复涂搽到姜汁用完为止。每周1次，连用2~3次即愈。

注：①头部有感染时可服用复方新诺明2片，日2次，连服5天，等炎症消失后再用上方。②涂姜汁后患处有时会有剧疼，一般不用服止痛药物，3天后疼痛可消失。

【功用】杀菌消毒，活血驱寒。治脂溢性皮炎。

益母草方

【用药】益母草100克。

【用法】加水煎煮30分钟后取汁400毫升，200毫升口服，200毫升加入1小匙醋（约5毫升），用消毒纱布蘸湿后，湿敷患处。如为头皮部的皮炎则洗净头发后，用上述煎剂均匀淋于头皮部，用手指轻轻按摩，保留10~20分钟后，再用清水洗去。每天2次，每次10~20分钟，7天为一疗程。

【功用】活血调经，利水消肿。治脂溢性皮炎。若能用鲜品疗效更佳。益母草"主瘾疹痒"。现代研究发现益母草对皮肤真菌等均有明显的抑制作用。

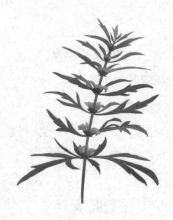

益母草

头癣

头癣系由皮肤癣菌感染头皮毛囊及毛发所引起的浅部真菌病，是一种慢性传染病。本病相当于中医学"秃疮""赤秃疮""白秃"范畴。治宜清热化湿、祛风杀虫。

蛇苦胆方

【用药】蛇苦胆 10 克。

【用法】取干品，用开水磨成泥，外擦患处，每日 1~2 次。

【功用】清热解毒。本方治疗癞头癣，有较好疗效，一般擦 3~4 剂均可痊愈。

苦楝子方

【用药】鲜苦楝子（打碎）。

【用法】放在植物油内（最好棉籽油）熬煎，冷后用上面浮油搽头癣，隔天搽 1 次。先剃光头，用苦楝皮煎水洗头后搽药。又方①苦楝子粉、石灰各等份，加适量的熟菜油配成糊状，每天涂 1 次。在治疗前，剃去头发，每次涂药前要彻底洗头。此方对白癣有效。②川楝子、百部各 15 克，共为细末，加香油调匀。先将头发剃光，洗净，头皮每天搽药 1 次，连用 6~7 天。

【功用】行气止痛，杀虫，治疗头癣。

五倍子方

【用药】五倍子 500 克。

【用法】煎汁，以米醋 120 克调和，涂之，初觉痛，1 日涂数次。连涂 3 日。

【功用】收湿敛疮。本方治疗头癣。

藜芦方

【用药】藜芦。

【用法】煎汤洗，待干后再以藜芦末擦，擦后用布包扎，数日 1 次。

【功用】杀虫，疗癣。本方用于治疗发内有白屑，头皮奇痒。

柚子皮油

【用药】柚子皮油。

【用法】将柚子皮油搽患处 5~6 次。

【功用】清热解毒，抑菌消炎。本方治疗头癣。

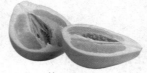

柚 子

胆巴方

【用药】胆巴（即卤碱浓汁）。

【用法】先以草纸灰加胆巴擦上。第二次用温水洗净，以乳香为末干撒再涂胆巴。

【功用】活血定痛，消肿生肌。本方治疗头癣。

桑葚子

【用药】鲜桑葚子 100 克。

【用法】捣烂，剃头后涂上，有止痒效果，连用 2~3 次有效。亦可将桑葚入瓷罐内封固，埋阴湿地 10~20 日。先把头发剃光，用米泔水加花椒煎，用此水把头洗净，然后用桑葚水搽。

【功用】清热，止痒。本方治疗头癣。

野菊花方

【用药】野菊花。

【用法】将野菊花根茎叶用清水洗净。按 60 克野菊花，水 500 毫升的比例，放在锅里煮开 1~2 小时，去渣后用煎出的水洗头癣，洗时一定要把癣皮洗去，连洗3天。

【功用】清热解毒。本方治疗头癣。

桂圆核方

【用药】桂圆核（去皮）。

【用法】研末，用醋搽，连搽3~4次。

【功用】祛风除湿。本方治疗头癣。

杏仁方

【用药】杏仁25克。

【用法】先用热水把患处洗净，将杏仁捣碎，与醋250克混合，然后加热。趁热用棉花洗搽患处。每天1次，连用2~3天，隔1~2天再用2~3天。用药期间及用药后半月不可饮酒。

【功用】清热，抑菌。本方治疗头癣。

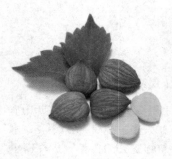

杏仁

硫黄方

【用药】硫黄50克。

【用法】用好醋100克煮硫黄，以醋干为度，研末，用菜油调搽。

【功用】消毒，杀菌。本方治疗头癣。

珊瑚豆方

【用药】珊瑚豆50~100克。

【用法】以珊瑚豆鲜全草入药，捣绒敷患处。也可用根熬水洗浴。

【功用】本方是彝医治疗顽癣、湿疹、疥疮的独特方剂，具有敛疮解毒、清热利湿、抗感染之功。现代临床治疗慢性支气管炎、瘙痒症、某些癌症有效。

大蒜头方

【用药】大蒜头适量。

【用法】将大蒜头打碎用汁擦3天。又方用独头蒜放在锈铁板上，磨成浆，搽患处，连涂3次。

【功用】解毒，杀虫。治头癣。

韭菜方

【用药】韭菜200克。

【用法】将韭菜炒焦研末，猪脂调匀敷。又方用韭菜根晒干研粉，香油调敷，隔日换1次。

【功用】杀菌，消炎。治头癣。

皂角刺

【用药】新鲜皂角刺2500克。

【用法】将皂角刺捣碎，按熬膏药法熬成稠膏，再加入糖、醋少许，使稀稠适度。先用细瓷片，将癣部白皮刮去，然后抹上一层药膏，少时毒水渗出，应注意拭去，1日1次，数次即有效，停2~3日再抹2次。又方用皂角熬水，洗患处。也可用皂角入醋浸3日夜，晒干为末，油调外敷。

【功用】散结消肿。治头癣。

臭梧桐树浆方

【用药】臭梧桐树的浆适量。

【用法】将臭梧桐树浆涂癣部，1日涂3~5次。

【功用】祛风除湿。治头癣。

生川乌末方

【用药】生川乌末。

【用法】以醋调，敷患处，药干再调再敷，3次后弃之，连用2~3日。

【功用】祛风除湿，温经止痛。治头癣。

体癣和股癣

体癣是皮肤癣菌感染引起的，除手、跖、指（趾）腹以外皮肤的浅部真菌病。邻近生殖器、肛门、臀沟及腹股沟部位的体癣，又称股癣。有一定的传染性。一般多见于夏秋湿热季节。皮损为铜币形红斑，边缘清楚，病灶中央常有自愈倾向，自觉瘙痒。本病相当于中医学"圆癣""金钱癣""阴癣""笔管癣"范畴。治宜清热化湿、祛风杀虫。

鲜竹沥搽剂

【用药】鲜竹沥约 40 厘米长。

【用法】将两端去节，劈成两片，两头架起，中部用火徐徐烧烤，两端即用液汁流出，以容器盛之，过滤即得。用时以汁液涂搽患处，每日 3 次，7 天为一疗程。

【功用】清热杀菌。治体癣。鲜竹沥不可久藏，否则疗效下降。

蛇蜕醋

【用药】蛇蜕适量。

【用法】浸泡于食醋中，7 天后取醋液外涂患处，每日数次。

【功用】祛风解毒止痒。治各种癣。

半夏散

【用药】生半夏 30 克。

【用法】晒干研末，用陈酱汁或水、醋调敷患处，每日 2~3 次。

【功用】燥湿化痰。治各种癣。

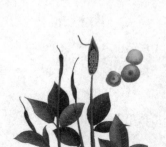

半 夏

蜡梅树叶外用方

【用药】蜡梅嫩叶适量。

【用法】每次 4~5 片，洗净后用手掌揉碎发潮后，在患处涂擦即可，每天 1~2 次，直至痊愈。

【功用】抗感染。治体癣、股癣，疗效显著。

夜交藤汤

【用药】夜交藤 120 克。

【用法】水煎去渣，温洗患处，每日 2 次。

【功用】解毒杀虫。治体癣。

手足癣

手足癣系由皮肤癣菌感染指（趾）间及掌（跖）部位皮肤所引起的一种最常见的皮肤病，根据临床表现分为水疱型、趾间糜烂型、鳞屑角质化型。以某一型为主，三型损害也可同时存在。手足癣多见于成年人，一般以夏季多见。手癣属中医学"鹅掌风"范畴。足癣与中医学"脚湿气"相似。治以清热利湿、祛风杀虫为主。

黄连水

【用药】黄连 10 克。

【用法】用开水 250 毫升浸泡，药液涂擦患处，每日 2 次。

【功用】清热燥湿。治足癣瘙痒，趾缝糜烂、潮湿，有臭味。用本方治疗足癣 1 周，痒止创愈而新生。

马齿苋汤

【用药】鲜马齿苋 500 克。

【用法】洗净水煎后洗足，并用马齿苋轻擦脚趾后晒太阳 10 分钟，每日 1 次。

【功用】清热解毒，散瘀消肿。治湿烂型足癣。

黄精汤

【用药】黄精 120 克。

【用法】用水浸泡 3 天，取液，每晚临睡前用温水洗脚，再涂其液。

【功用】抗感染。治足癣。

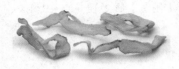

黄 精

肉桂散

【用药】肉桂 30 克。

【用法】研末，醋调，涂患处，每日 2 次。

【功用】抗感染。治足癣。

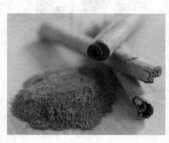

肉 桂

木瓜煎洗剂

【用药】木瓜 700 克。

【用法】加水 4 升煎煮药物，待药温降至 37℃时，泡洗患处，每日洗 2~3 次。每剂可连用 2 天。

【功用】清热解毒，散瘀消肿。治脚气感染，症见脚趾红肿、痒痛、渗水、脱皮。用本方治足癣，共洗 7 次，肿退痒消。

苦杏仁醋

【用药】苦杏仁 100 克。

【用法】加陈醋 300 毫升，入搪瓷容器内煮沸后，文火续煮 15~20 分钟（使药液浓缩至 150 毫升为宜），冷却后装瓶备用。用时先将患处用温水洗净晾干，再涂药液，一日 3 次。

【功用】清热解毒，散瘀消肿。治足癣奇痒难忍，搔破流水。用本方治足癣，5 天痊愈。

公丁香散

【用药】公丁香适量。

【用法】研末，将患趾洗净后，撒药末于脚趾缝内，一日1次。

【功用】抗感染。治足癣。

芒硝汤

【用药】芒硝10克。

【用法】加入500毫升沸水中，待水温适度时浸泡患脚至水冷后取出晾干。若患处破溃有分泌物，可再撒些滑石粉。

【功用】清热。治足癣瘙痒。一般用药1~2次即可见效。

羊蹄根酒

【用药】羊蹄根300克。

【用法】研碎，置于75%酒精600毫升内浸泡7昼夜，过滤去渣，装瓶备用。用时用棉棒或毛刷蘸药水涂于患处，一日3次。

【功用】杀虫止痒。治手癣、甲癣、落屑性脚癣、体癣等。

仙人掌汁

【用药】鲜仙人掌适量。

【用法】洗净，捣烂取汁涂于患处，每日2~3次。

【功用】清热解毒，散瘀消肿。治手癣（鳞屑角质化型）。

一枝黄花汤

【用药】一枝黄花30~60克。

【用法】水煎取浓汁浸洗患处，每次30分钟，每日1~2次，7天为一疗程。

【功用】清热解毒，行血止痛。治鹅掌风、灰指甲、足癣。

侧柏叶汤

【用药】鲜侧柏叶250克。

【用法】放锅内水煮2~3沸，先熏后洗，每日2~3次

【功用】凉血止血，祛风解毒。治鹅掌风。

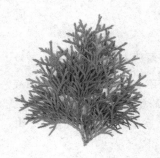

侧柏叶

生姜酒

【用药】生姜适量。

【用法】切片，浸于白酒内3~5日，不时以姜片擦患处，早、晚各1次。

【功用】抗感染。治鹅掌风。一般擦1~2个月可见效。

银屑病

银屑病旧称"牛皮癣"，是一种常见的慢性炎症性皮肤病，具有顽固性和复发性的特点，好发于四肢、头皮和背部等。其皮损特征是红色丘疹或斑块上覆有多层银白色鳞屑，有明显的季节性，多数患者病情于春季、冬季加重，夏季缓解。本病相当于中医学"松皮癣""蛇虱"等范畴。

秦皮汤

【用药】秦皮 30~60 克。

【用法】加水 1500 毫升煎液，洗患处，每日或隔 2~3 日洗 1 次，药液温热后仍可用，每次煎液可洗 3 次，洗至痊愈为止。

【功用】清热燥湿。治牛皮癣。

威灵仙汤

【用药】威灵仙 90 克。

【用法】水煎，早、晚各服 1 次，疗程不限，以屑脱尽为止。

【功用】祛风除湿，通络止痛。治银屑病。

乌梢蛇方

【用药】乌梢蛇 1 条。

【用法】将其置于适量菜油内，浸泡 15 天以上，愈久愈佳，取蛇油外涂患处。

【功用】祛风通络。治牛皮癣。

鲜核桃皮方

【用药】鲜核桃外面的薄皮适量。

【用法】趁湿在癣疮上用力擦，每天 3~5 次。

【功用】消肿止痒。治牛皮癣。

白花蛇散

【用药】白花蛇适量。

【用法】焙干研末，每服 3 克，每日 1~2 次。

【功用】祛风通络。治牛皮癣。

菝葜汤

【用药】鲜菝葜根茎 60 克。

【用法】水煎服，每日 1 剂，连服 20~30 天。

【功用】祛风利湿，解毒消痈。治牛皮癣。

槐花米散

【用药】槐花米适量。

【用法】炒黄研细末，每服 3 克，每日 2 次，饭后用温开水送服。

【功用】凉血消风。治银屑病属血热者。

土茯苓散

【用药】土茯苓 60 克。

【用法】研粗末包煎，每日 1 剂，分 2 次服，连服 5 剂为一疗程。一般服用 2 个疗程后鳞屑变薄，皮疹减少，3~4 个疗程后皮疹开始消退。

【功用】解毒除湿。

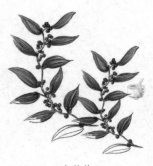

土茯苓

斑秃

斑秃又名圆形脱发、瘢痕性脱发，由毛囊破坏形成瘢痕，以头皮部突发斑状秃发为特征，俗称"鬼剃头""油风"。中医学一般将其分血燥、血瘀两型。治宜养血祛风、活血祛瘀。

花椒油

【用药】花椒适量。

【用法】研碎，用麻油调匀，涂患处，每日3次。

【功用】温中止痛，除湿止泻，杀虫止痒。治斑秃。

骨碎补酒

【用药】骨碎补15克。

【用法】用酒90毫升，浸10余日，滤出药液，搽患处，每日2~3次。

【功用】补肾强骨，活血止痛。治斑秃、脱发。

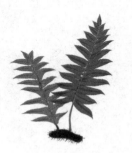

骨碎补

茯苓饮

【用药】茯苓适量。

【用法】研为末，每服6克，白开水冲服，每日2次，持续服至发根生出。

【功用】健脾利水渗湿。治斑秃（脂溢性脱发）。本病的形成，多因水气上泛巅顶，侵蚀发根，使发根腐而枯落。本品能上行渗湿而导饮下降，湿去则发生。

鸡内金散

【用药】鸡内金适量。

【用法】炒焦，研粉。每次15克，每日3次，饭前温水送服，1个月见效。

【功用】涩精止遗，健脾胃，化瘀血。治斑秃，对兼有遗精者尤宜。

鲜生姜汁

【用药】鲜生姜50克。

【用法】榨汁，用小毛刷蘸姜汁刷头发脱落处，每日3次。

【功用】散寒解表，降逆止呕，解诸毒。治斑秃。

辣椒酒

【用药】晒干的红辣椒（朝天椒为佳）10克。

【用法】切碎，浸于60度白酒中，浸泡10天左右。用时滤出药液，涂搽患处，每日3~4次。

【功用】温中，散寒，除湿。治斑秃。

冬虫夏草酒

【用药】冬虫夏草60克。

【用法】将其浸于60度白酒中，浸泡7天左右，用小牙刷蘸酒外搽头发脱落处1~3分钟，每日早、晚各1次。

【功用】补肺固表，补肾益精。治斑秃、脂溢性脱发。

鸡蛋醋

【用药】鸡蛋1个。

【用法】将其打散，倒入100毫升食醋拌匀，装一瓦罐内密封15天后，用细毛刷蘸蛋醋涂患处，每晨1次，直至痊愈。

【功用】滋阴养血润燥。治斑秃。

瘢痕疙瘩

瘢痕疙瘩多发生于皮肤外伤后，由于结缔组织异常增生所致，表现为皮损处隆出正常皮肤，为形态不一、色红、质硬的良性肿块，一般无自觉症状，常见于青壮年。与中医学的"蟹足肿"相类似。

山楂粉

【用药】山楂粉适量。

【用法】加黄酒调匀成糊状，外涂擦患处，每日 3 次。

【功用】化瘀消肿。治术后瘢痕及疮疖瘢痕。

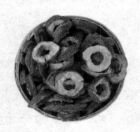

山 楂

三七散

【用药】三七适量。

【用法】研细末，以食醋调成糊状，外敷患处，每日 1 次，7 天为一疗程。可连续用 3~5 疗程。

【功用】化瘀消肿。治瘢痕疙瘩。一般 2~4 个疗程可治愈。

芙蓉叶散

【用药】端午日采芙蓉叶适量。

【用法】阴干，研细末备用。用时以清茶调成糊状涂患处，每日数次。次日需洗净原药痂再涂药。有少部分皮损于涂药 3~24 小时后局部有淡黄色黏液溢出，用干棉球搽去即可，不妨碍用药。

【功用】清热解毒，化瘀消肿。治瘢痕疙瘩。

痤疮

痤疮是一种毛囊皮脂腺的慢性炎症性皮肤病。主要发生在青年男女，尤以颜面部为多，亦可见于上胸和肩背部。其发病与内分泌异常、细菌感染及皮脂分泌过多有关。本病属中医学"粉刺"等范畴。

白花蛇舌草汤

【用药】白花蛇舌草 50 克。

【用法】水煎服，每日 1 剂。药渣加水 1000 毫升煎水，晾温后搽洗患处，每天 3 次，用药期间忌食辛辣。

【功用】清热解毒。治痤疮。

芦荟叶汁

【用药】鲜芦荟叶片适量。

【用法】取其汁液，涂搽患处。也可将汁液加入普通膏剂护肤品中，早、晚各擦用 1 次。

【功用】清热解毒。治痤疮。

菟丝子汤

【用药】菟丝子 50 克

【用法】加水 500 毫升，煎取 300 毫升，取汁外洗或外敷患处均可，每日 1~2 次，7 天为一疗程，酌用 1~2 个疗程。

【功用】补肾益精，养肝明目。治痤疮。

蒲公英汁

【用药】鲜蒲公英适量。

【用法】捣烂取汁，局部点涂，1 日数次。

【功用】清热解毒。治痤疮。

白果搽剂

【用药】白果仁 1~2 粒。

【用法】每晚睡前用温水将患部洗净（不用肥皂或香皂），将去掉外壳的白果仁用小刀削成平面，频擦患处，边擦边削去用过的部分，每次按患痤疮的多少用 1~2 粒果仁即可。用药的次日早上洗脸后，可照常搽抹雪花膏之类的护肤剂。

【功用】去垢消刺。治痤疮。

苦瓜汤

【用药】苦瓜半个。

【用法】切丁，加水熬至苦瓜稀烂、水呈淡黄色为止，勿放盐、糖或油之类，当饮料频饮。

【功用】清热解毒。治痤疮。

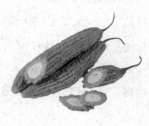

苦 瓜

苦杏仁散

【用药】苦杏仁数枚。

【用法】研细末，加鸡蛋清，调成糊状，用温热水洗脸后，晚间涂患处，次晨洗去。

【功用】降气化痰，止咳平喘。治痤疮。

大黄汤

【用药】大黄 2 克。

【用法】水煎服，每日 1 剂。

【功用】清热导滞。治痤疮属热者，对兼有大便秘结者尤其适宜。

02 骨科疾病

跌打损伤

跌打损伤是由于跌伤或打伤所致，分为内伤、外伤。可表现为局部或者全身的疼痛、肿胀、伤筋、出血、皮肤青紫、血肿等外伤现象，也包括呼吸时内部刺痛等内脏损伤。

一枝黄花汤

【用药】一枝黄花 50~100 克。

【用法】水煎服，每日 1 剂，4~5 剂即可获愈。

【功用】消肿止痛。治胸腰伤。

苏木汤

【用药】苏木 80 克。

【用法】切片，分 3 次炖服，每日 1 次。一般性扭伤者，可将其研末，用白酒调敷患处。小儿酌减。

【功用】活血散瘀，消肿止痛。治跌打损伤属内伤者。

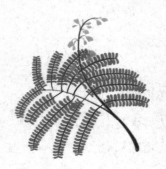

苏 木

葱熨方

【用药】葱白适量。

【用法】细切，杵烂，炒热，敷患处。如冷，即换。

【功用】发表，通阳。治跌仆伤损，肉破血出。

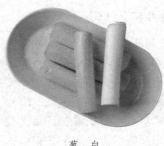

葱 白

蒲黄方

【用药】生蒲黄 6 克。

【用法】空腹温酒调服，若配合外敷患处效果更好。

【功用】化瘀止痛。治跌打损伤烦闷，血肿疼痛。

地鳖虫散

【用药】地鳖虫适量。

【用法】焙黄为末，每服 3 克，黄酒送下，早、晚各 1 次。

【功用】破血逐瘀，通络理伤。治外伤腰痛，跌打损伤疼痛。

伸筋草洗剂

【用药】伸筋草 30~60 克。

【用法】加水适量，煎汤，趁温熏洗。

【功用】舒筋活血，消肿止痛。治手足伤筋疼痛。

桃仁散

【用药】生桃仁适量。

【用法】去皮、炒黄、研末，每次 3 克，每日 2 次，黄酒冲服。

【功用】活血祛瘀。治外伤性胸痛。

骨碎补酒

【用药】骨碎补 120 克。

【用法】浸酒 500 克，分 10 次内服，每日 2 次；另晒干研末外敷。

【功用】活血散瘀，续筋接骨。治筋骨损伤，瘀滞疼痛。

三七粉

【用药】三七粉 1 克。

【用法】用白酒适量送服，一日 2~3 次。

【功用】活血散瘀，消肿定痛。治跌打损伤，瘀滞疼痛。

红花炭

【用药】红花适量（视受伤面积而定）。

【用法】用 50~60 度白酒将红花拌匀，以挤压时有酒渗出为宜，用火点燃，燃烧时搅拌均匀，见红花表面变黑，无红色为宜。待温度适宜时涂于白布上，贴敷患处。如有皮肤破损，先清创再贴；如有出血者，红花一部分可延长燃烧时间，先敷于出血处，再以剩余部分涂于患处。每日 3~5 次，连续敷 2 日。

【功用】活血化瘀，消肿止痛。治跌打损伤，疗效满意。

韭菜根外用方

【用药】新鲜韭菜根 240 克。

【用法】加水 3000 毫升，煎至 2500 毫升，过滤。受伤 48 小时以内，将煎液冷却后敷患处；受伤 48 小时以上，

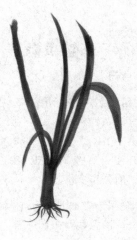

韭 菜

趁热熏洗或外敷患处。每次 30 分钟，早、晚各 1 次，2 天更换 1 次。

【功用】通络止痛。治外伤性肿痛。

鹿角霜散

【用药】鹿角霜适量。

【用法】焙干研粉，每次 3~6 克，每日 2 次，热黄酒送服。

【功用】行血消肿。治跌打损伤，筋骨疼痛。

浮萍外敷方

【用药】鲜大浮萍适量。

【用法】酌加冰糖捣烂，加热外敷。

【功用】凉血活血消肿。治跌打损伤肿痛。

芙蓉花敷剂

【用药】芙蓉花 50~150 克。

【用法】捣烂敷患处，每天 2~3 次。

【功用】清热消肿。治跌打损伤。

扭伤

扭伤属外伤性疾病，多由剧烈运动或持重过度，也有行走、跳跌不慎等原因而扭挫关节损伤所致，以踝、腕关节以及腰部损伤为多见。临床表现为伤处肿胀疼痛，肌肤可见红、青、紫等色，压痛明显，受伤的关节、腰部活动受限。

山栀散

【用药】生山栀30克。

【用法】焙干研粉，用烧酒及面粉适量（或鸡蛋清1个及面粉适量）一起调成糊状，涂敷患处，每日换药1~2次，3~5日为疗程。

【功用】清热消肿，散瘀止痛。治扭伤、跌扑损伤。对四肢扭伤肿痛尤其适宜。

蚤休敷剂

【用药】鲜蚤休根适量。

【用法】捣烂，以白酒调敷；另取9克，研末，用黄酒冲服。

【功用】消肿止痛。治急性扭伤。

韭菜敷剂

【用药】新鲜韭菜250克。

【用法】切碎，放盐末3克，拌匀，用小木槌将其捣成菜泥，外敷损伤软组织表面，以清洁纱布包裹固定，再将酒30克分次倒于纱布上，以保持纱布湿润为度。敷2~3小时后，取掉韭菜泥和纱布。第2天再敷1次。

【功用】通络止痛。治足踝部软组织损伤。

土鳖虫散

【用药】土鳖虫5个。

【用法】去足炒研细末，分3次温黄酒冲服。也可取土鳖虫7个，焙干，以白酒30毫升浸1昼夜，去土鳖虫渣，上酒分作3份服，每日3次。

【功用】活血消肿，疗伤止痛。治急性腰扭伤疼痛。

红花炒鸡蛋方

【用药】红花10克。

【用法】取鸡蛋2个磕入碗内，加入红花搅拌均匀，用油炒熟（不加盐），一次食用，每日1次。

【功用】活血化瘀止痛。治急、慢性腰部软组织扭伤疼痛。

桔梗散

【用药】桔梗30克。

【用法】研细末，分成2份，每天黄酒冲服1份。重症者每日服2次，服后卧床休息，使局部微出汗。

【功用】开肺，利气。治急性腰扭伤。

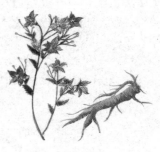

桔梗

赤小豆外敷方

【用药】赤小豆适量。

【用法】将其磨成粉，用酒调成糊，均匀地涂敷于受伤部位，厚0.2~10厘米，外用纱布包扎，24小时后解除。

【功用】活血散瘀，消肿定痛。用治踝关节扭伤肿痛。一般用药6次即愈。

白芥子散

【用药】白芥子适量。

【用法】炒黄，研为细末，每次5克，用黄酒送服（不会喝酒者也可用白开水送服），每日服2次。

【功用】通络止痛。治急性腰扭伤。

生大黄敷剂

【用药】生大黄适量。

【用法】研细末，用生姜汁调成软膏状，敷于扭伤处（厚度约0.5厘米），盖以一层聚乙烯薄膜，再覆以纱布，用胶布固定，12~24小时未

愈者再敷。

【功用】清热凉血，祛瘀止痛。治急性腰扭伤。一般用药1~3次可治愈。

徐长卿炖猪骶尾骨方

【用药】徐长卿30克。

【用法】与猪骶尾骨250克加水共炖服，日1剂。

【功用】行气活血，散瘀止痛。治急性腰扭伤疼痛。

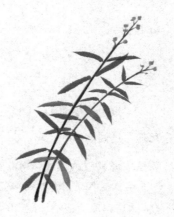

徐长卿

木鳖子方

【用药】木鳖子1个。

【用法】去壳咀嚼后吞服。

【功用】消肿散结，追风止痛。治急性腰扭伤疼痛。

五灵脂散

【用药】五灵脂适量。

【用法】研末掺于患处。

【功用】止血消瘀。治各种外伤性出血。

海螵蛸散

【用药】海螵蛸适量。

【用法】研极细末，撒敷伤处。

【功用】收敛止血。治外伤出血。

芦荟粉

【用药】芦荟适量。

【用法】研粉，外敷创面可止血。

【功用】外用有止血之功。治外伤出血。

跟痛症

跟痛症是由于跟骨的骨膜及周围纤维组织损伤造成无菌性炎症。常伴有跟骨骨刺，也可无骨刺。主要症状是足跟底部疼痛肿胀，常于劳累后出现。疼痛呈持续性，走路时疼痛加重。

威灵仙膏

【用药】威灵仙 20 克。

【用法】捣碎，用陈醋调成膏状备用。先将患足浸泡于热水中 5~10 分钟，擦干后将膏药敷于足跟，外用纱布绷带包扎。晚间休息时可将患足放在热水袋上热敷。每日换药 1 次。

【功用】祛风胜湿，通络止痛。治足跟疼痛、骨刺疼痛。

川楝叶红糖膏

【用药】鲜川楝叶 30 克，红糖适量。

【用法】加红糖适量，混合捣烂成膏状，外敷足跟，24 小时后更换。

【功用】止痛。治足跟痛。一般用药 2~3 次疼痛消失。

葱蜜膏

【用药】鲜葱白适量。

【用法】将其放到大火上烤熟后，再把烤干的外皮扒去，捣制成葱泥，再放入适量蜂蜜，调匀，敷患处，24 小时更换 1 次。

【功用】活血化瘀，消肿止痛。治骨质增生。

夏枯草醋

【用药】夏枯草 50 克。

【用法】将其浸入食醋 1000 毫升内 2~4 小时，再煮沸 15 分钟。待稍凉后浸泡患处 20 分钟（先熏后洗），每日 2~3 次，每剂可用 2 天。

【功用】散结消肿。治足跟痛。

鹿茸酒

【用药】鹿茸 10 克。

【用法】将其浸入白酒 500 毫升中，放 1 周后备用。每次 10 毫升，每日 3 次，口服。

【功用】补肾阳，益精血，强筋骨。治老人因跟骨增生引起的足跟痛。

仙人掌外敷

【用药】鲜仙人掌适量。

【用法】刮去两面的毛刺，然后剖成两片，用剖开的一面敷于足跟痛处，外用胶布固定，敷 12 小时后再换另一片。冬天可将剖开的一面放在热锅内烘三四分钟，待烘热后敷于患处，一般于晚上贴敷。

【功用】行气活血，消肿止痛。治足跟痛。

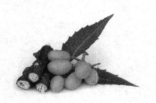

川 楝

风湿性关节炎

风湿性关节炎是一种常见的急性或慢性结缔组织炎症，由溶血性链球菌感染引起。临床以全身关节疼痛，局部肿胀，肢体出现环形红斑、皮下小结节为主要症状，可反复发作并累及心脏。本病属中医学"痹证""风湿痹"范畴。

老鼠瓜方

【用药】老鼠瓜（即菠里克果）适量。

【用法】鲜菠里克果根皮4份，果1份，共捣成糊状（若稍干不成糊状时，可加热白酒适量），用纱布包敷患部，15~30分钟后取下，每日1次，5天为1个疗程

【功用】本方有祛风、散寒、除湿功效，用于治疗急、慢性风湿性关节炎。

金雀根方

【用药】金雀根50克。

【用法】水煎服，每日3次。

【功用】活血通络。本方治风湿性关节炎，是延边民间常用方，其效果较好。

山药方

【用药】山药适量。

【用法】药用全草，捣烂外敷，每日1次。

【功用】本方具有祛风除湿、活血止痛功效，主治风湿性关节炎、跌打损伤、骨折等疾病。

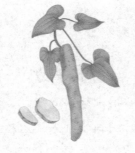

山药

麝骨髓方

【用药】麝的骨髓适量。

【用法】取麝的骨髓外搽患处，然后用力揉搓，使患部发热，在避风处让太阳烤晒患处。

【功用】本方具有舒筋活络的功效。可用于治疗手脚缩筋、肌肉萎缩、活动受限、关节炎等症。

沙叶铁线莲方

【用药】沙叶铁线莲根或叶少许。

【用法】将药加少许盐捣烂，贴于阿是穴，用胶布固定，约20分钟，局部感到热痛时立即除药，皮肤起泡后将泡刺破，用高粱泡叶适量加盐少许，捣烂，调冷开水搽患处，每日搽3次，隔7天后再按上法施治。

【功用】通经活络。治疗风湿性关节炎。

鲜忍冬藤根叶

【用药】鲜忍冬藤根叶90克。

【用法】水煎，分3次服。体弱者每次服30克即可。

【功用】疏风通络。治疗风湿性关节炎。

薜荔藤方

【用药】薜荔藤60克。

【用法】清水、甜酒各半同煎，去渣加红糖30克调服。

【功用】此方能除风湿、解热毒。

鸡血藤方

【用药】鸡血藤 9~15 克。

【用法】水煎服。

【功用】舒筋活络。治疗风湿性关节炎。

鹿胆方

【用药】鹿胆 1 个。

【用法】取鲜胆汁内服；或将胆阴干研末，兑酒服。每日 1 次，每次 1~2 克。

【功用】主治风湿关节疼痛或坐骨神经痛，功在祛风湿、止痛、舒筋活血。彝族民间常用此方。

鲜紫花地丁方

【用药】鲜紫花地丁。

【用法】捣敷患处。

【功用】清热解毒，凉血消肿。治疗风湿性关节炎。

木芙蓉叶方

【用药】木芙蓉叶适量。

【用法】晒干，研末，冷茶调敷患处。

【功用】凉血解毒，消肿止痛。治疗风湿性关节炎。

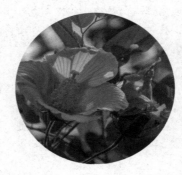
木芙蓉

白芥子方

【用药】白芥子 15 克。

【用法】研为细末，用鸡蛋清调敷，约 3 小时洗去。又方①用白芥子和生姜同研涂贴。②用白芥子与糯米饭同捶摊贴。③用芥子末、百草霜、面粉、白酒调敷，3 小时后去药。④用白芥子、白芷为末，鸡蛋清调涂。⑤白芥子与松香同用。⑥单用白芥子末加香油与水调涂。以上各方均须及时去药，否则会起泡。

【功用】散结消肿，祛瘀止痛。治风湿性关节炎。

韭菜根方

【用药】韭菜根适量。

【用法】煎汤洗患处。

【功用】活血化瘀。治疗风湿性关节炎。

鲜伸筋草方

【用药】鲜伸筋草 5 千克。

【用法】炒热，作为卧垫，将痛处置于其上，用被盖好，冷则再换。

【功用】祛风除湿。治疗风湿性关节炎。

鲜透骨草叶方

【用药】鲜透骨草叶适量。

【用法】捣如泥状，涂患处，1~2 小时。

【功用】祛风除湿，治疗风湿性关节炎。局部反应皮肤红肿起泡，烧灼疼痛（似二度烫伤）。严密消毒，刺破水泡，纱布包裹 7~10 天痊愈。

类风湿关节炎

类风湿性关节炎是结缔组织病中最常见的一种疾病。其病因尚未明确。通常以对称性的手、腕、足等关节肿痛、病变为多见，晚期可见关节僵硬和畸形，骨和骨骼肌肉萎缩。本病属中医学"痹证""顽痹"范畴。

金线莲猪蹄汤

【用药】金线莲 15 克。

【用法】与猪蹄炖服，两日一次。

【功用】平肝固肾，祛风利湿。治类风湿性关节炎。

蚂蚁丸

【用药】蚂蚁适量。（选用膜翅目蚁总科切叶蚁科及蚁科的良种蚂蚁，如代维斯、拟黑多刺蚁及俗称的"红群"、黄惊蚁等）

【用法】烘干粉碎，制蜜丸，每次 5 克，每日 3 次，3 个月为一疗程。

【功用】补肾，通经络。治类风湿性关节炎、风湿性关节炎、阳痿、贫血等。

牛膝方

【用药】牛膝 50 克。

【用法】水煎，分 2 次服，每日 1 剂。另以 50 克水煎后，浸湿毛巾敷患处 5~10 分钟，再浸再敷，共约 30 分钟。

【功用】补益肝肾，活血通络。治寒邪痛痹。

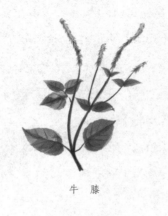

牛 膝

全蝎散

【用药】全蝎适量。

【用法】用香油炸至深黄色，研为细末。一次 2.5 克，每日 2 次，开水冲服。

【功用】通络止痛。治类风湿性关节炎属瘀血阻滞者。

三七粉

【用药】三七适量。

【用法】研粉，每日 3 克，分次吞服。

【功用】活血化瘀，消肿止痛。治瘀血肿痛之痹证。

女贞子汤

【用药】女贞子 30~60 克。

【用法】水煎分服，30 日为一疗程。

【功用】补益肝肾，强腰膝。治轻度类风湿性关节炎属肝肾阴虚者。此方对类风湿因子转阴有明显促进作用。

生川乌外用方

【用药】生川乌（或生草乌）500 克。

【用法】研细备用。用时取本品少许，醋调糊，涂于纱布上敷于患处，外用热水袋敷之，使热气带药力透于体内。每次 1 秒 ~30 分钟。每日 2 次。

【功用】温经散寒，祛风止痛。治类风湿性关节炎属寒湿者。

烧烫伤

烧烫伤是生活中常见的意外伤害，一般以热水、热油和热气烫伤为多见。本病属中医学"烫伤"范畴。

栀子油

【用药】生栀子适量。

【用法】将其捣烂，和油涂擦。

【功用】清热解毒。治烧烫伤。

黄连方

【用药】黄连适量。

【用法】研细末，香油调匀，敷患处。

【功用】清热解毒。治烫伤。

苍术散

【用药】苍术适量。

【用法】研细末，用时与白芝麻油调成稀糊状涂在烧烫伤部位，每日1~2次，直至愈合为止。

【功用】燥湿健脾。治烫伤。

鲜侧柏叶敷剂

【用药】鲜侧柏叶300克。

【用法】洗净捣烂如泥，加75% 酒精少许调成糊状，敷患处，3日1换。

【功用】清热凉血。治烧伤。

苦参散

【用药】苦参500克。

【用法】研细末，酒调敷。

【功用】清热燥湿。治水火烫伤。

大蓟外用方

【用药】鲜大蓟根适量。

【用法】洗净后捣烂取汁，与食用菜油按一定比例调成糊状，涂抹患处。

【功用】清热解毒，凉血。治烧烫伤。

山茶花油

【用药】山茶花适量。

【用法】晒干，研为细末，调麻油，外涂患处。

【功用】清肺平肝。治烫火伤或伤后糜烂。

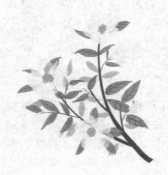

山茶花

地榆散

【用药】生地榆适量。

【用法】研细末，香油调敷患处。

【功用】清热解毒。治烧烫伤。有较好的止痛效果。

木芙蓉叶敷剂

【用药】鲜木芙蓉叶若干。

【用法】捣烂敷在患处。若用干木芙蓉叶，可研成极细末，加少许冷开水，调成糊状，敷在患处。

【功用】清热解毒。治烫伤。亦可用于跌打损伤。

生姜汁

【用药】生姜适量。

【用法】捣烂榨汁，用药棉蘸姜汁敷于患处。灼伤轻者，敷药 1 次即可；严重者可用姜汁纱布湿敷。24~48 小时，创面洁净后自行结痂，脱落痊愈。

【功用】通络止痛。治水火烫伤。

生石膏粉

【用药】生石膏粉适量。

【用法】将生石膏粉装入纱布袋中，均匀撒布于创面上。

【功用】清热泻火。治烧伤。

石榴皮散

【用药】石榴果皮适量。

【用法】研末，麻油调搽患处。

【功用】收敛止血。治烧伤。

黄柏方

【用药】黄柏适量。

【用法】研末，麻油调搽患处。

【功用】清热燥湿解毒。治烫火伤。

紫草油

【用药】干紫草 800 克。

【用法】将其轧碎，放入 2.5 千克麻油中熬后去渣，装瓶备用。先用生理盐水清洗患处，再将灭菌纱布用紫草油浸透后，用单层或双层纱布铺开放在创面上，外用纱布、绷带包扎。此法适用于四肢、躯干。若头、面、颈、会阴、躯干部烧伤，用无菌棉球将紫草油涂在创面上，不包扎，干燥时可反复涂药。

【功用】清热凉血。治烫火伤。

蛋黄油

【用药】鸡蛋 2 枚。

【用法】将其煮熟，去壳取蛋黄，置铜锅内以文火加热，待水分蒸发再用大火，即熬出蛋黄油。将蛋黄涂创面上，每天 3~4 次。

【功用】清热解毒。治烫伤。

鸡蛋清

【用药】鸡蛋 1 枚。

【用法】取蛋清，与白酒 15 毫升调匀，敷患处，每天 3~4 次。

【功用】清热解毒。治烫伤起水泡。

葡萄方

【用药】鲜葡萄适量。

【用法】洗净去籽，捣浆，直接敷于患处，药干即换。也可用干葡萄皮研末。茶水调敷亦可。

【功用】此为民间验方。治烧伤。此方治疗轻度烫伤非常有效，通常敷药后即可止痛，一般一至数日即 I 可痊愈，且不遗留疤痕。对 I 度、浅 II 度和小面积的深度水火烫伤都有很好疗效，即使水泡溃破亦可放心使用。

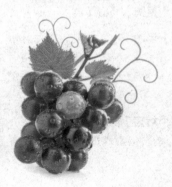

葡 萄

咬伤

咬伤是指人或动物的上下颌牙齿咬合所致的伤，如较常见的有毒动物：蜂、蜈蚣、蜘蛛、水蛭、斑蝥、蝎、毛虫等。

稀莶草外用方

【用药】稀莶草适量。

【用法】捣烂，外敷患处。

【功用】消肿止痛。治蜘蛛咬伤、狗咬及其他虫咬。

扁豆叶敷剂

【用药】鲜扁豆叶适量。

【用法】捣烂，外敷患处。

【功用】消肿止痛。治蜈蚣咬伤、蜂蜇伤。

蜂蜜饮

【用药】蜂蜜 10 克。

【用法】取出蜂刺，以白开水1 碗冲蜂蜜，用筷子搅匀后徐徐服下，盖被取汗。一般在 4~6 小时症状消失。

【功用】清热解毒，消肿止痛。治蜜蜂蜇伤中毒。

凤仙花外敷方

【用药】鲜凤仙花适量（以白者为佳）。

【用法】捣烂，外敷患处。

【功用】解毒消肿，止痛。治蜈蚣咬伤。

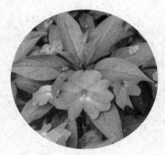

凤仙花

桐树皮外敷方

【用药】桐树皮 1 块。

【用法】贴患处。

【功用】消肿，止痛。治蝎子蜇伤。

盐水方

【用药】食盐适量。

【用法】将其用开水化开，外涂伤处。

【功用】清热解毒，消炎止痛。治蝎子蜇伤。

酱油外用方

【用药】酱油适量。

【用法】将其涂伤处。

【功用】解毒，止痛。治毒虫、蜂蜇伤。

马齿苋方

【用药】鲜马齿苋 60 克。

【用法】捣烂取汁 1 杯，兑开水服，渣敷患处。

【功用】清热解毒，消炎止痛。治蜂蜇伤。

体中刺

体中刺是指较硬异物（如竹木细屑、金属细丝等）刺入人体肌肉内而不能自出的一种病症。

山柰外用方

【用药】山柰适量。

【用法】研末，用开水调敷患处。

【功用】行气止痛。治竹木屑刺入肌肉内。通常用药24小时后，刺会自然冒出来，拔出即愈。

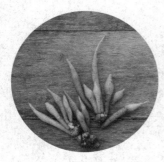

山柰

鹿角散

【用药】鹿角片30克。

【用法】将其放在新瓦上煅成炭，研细末，用红糖水调匀成糊状，涂敷伤处及周围。或加用纱布覆盖，胶布固定。

【功用】行血消肿。治竹木刺入肌肉伤。通常用药24小时后，其刺即露出皮肤外，拔出即愈。

人指甲方

【用药】人指甲少许。

【用法】上药磨汁涂患处。

【功用】止血去瘀。治折针及竹木屑刺入肌肉内。当异物露出皮肤外，拔出即愈。

白茅根散

【用药】白茅根适量。

【用法】烧灰研末，用猪油调和涂患处。

【功用】凉血止血。治竹木屑刺入肌肉内。

甘草敷剂

【用药】甘草少许。

【用法】上药用清水浸泡，变软后贴在患处。

【功用】清热解毒。治折针及竹木屑刺入指缝里。通常用2~3天后，刺会自然冒出来，拔出即愈。

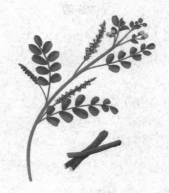

甘草

手足皲裂

手足皲裂表现为手足皮肤处的深浅不等、长短不一的裂隙。裂隙浅者不痛，深者常有疼痛。好发于冬季，多见于成人与老人。本病属中医学"皲裂疮"范畴。

鹅油方

【用药】鹅油适量。

【用法】取鹅油熬炼后，放冷，填涂裂伤处。每日1次。

【功用】本方为彝族的民间验方，用于治疗手脚冻裂效果较好，伤口愈合快。

羊油方

【用药】羊油适量。

【用法】取羊油涂敷裂处，每日1次，2~3次即愈。

【功用】本方为彝族特有的传统经验方。主治手脚冻裂，疗效显著。

蛇油方

【用药】蛇油20~50克。

【用法】将蛇油放在锅内用文火炼好后装瓶备用，用时将蛇油涂入皲裂处，外加纱布包扎即可。各种蛇油均可用，用药前先将患处泡在温水内加分钟，使皮肤软化，用利刀割去过厚皮肤。

【功用】润肤防裂，治手足皮肤皲裂。

蛋黄油

【用药】鸡蛋4个。

【用法】鸡蛋煮熟后，将蛋黄置铁锅中文火熬成油状，冷却后外敷患处，每日1次。

【功用】滋阴润燥。治手足皮肤皲裂。

香蕉敷剂

【用药】香蕉（皮色发黑"烂香蕉"更佳）。

【用法】取香蕉1个捏热，放置阴凉处24小时后，开一小洞，将香蕉肉混挤出，擦皲裂处，每日数次。

【功用】清热润燥。治手足皲裂。

白及软膏

【用药】白及适量。

【用法】焙干，研为细末，加凡士林调成10%的软膏外用，早、晚各涂药1次。

【功用】消肿生肌。治手足皲裂。

三七散

【用药】三七适量。

【用法】研极细末，以麻油调成糊状，外敷患处，每天2~4次。用时宜先将患处用热水浸泡，擦干后再涂药。

【功用】止血化瘀。治手足皲裂。

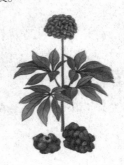

三 七

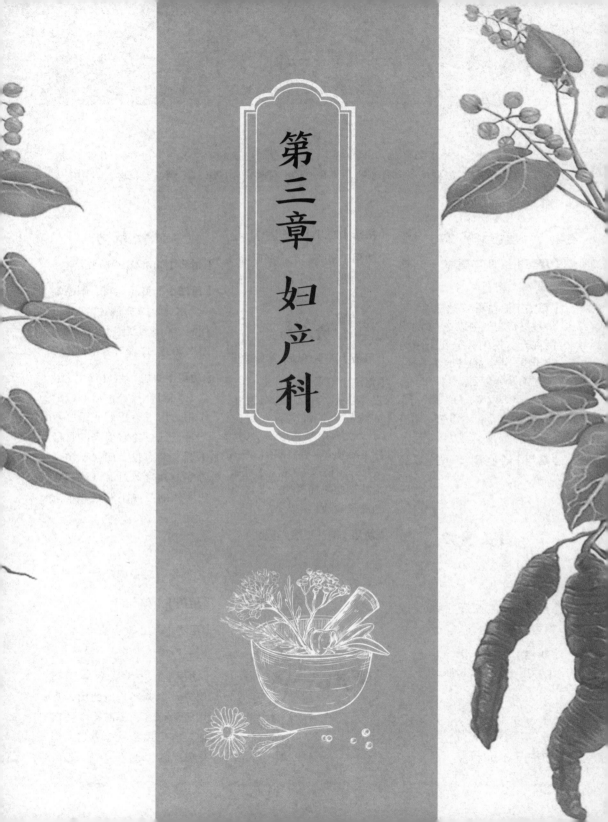

第三章 妇产科

月经不调

月经不调是指妇女的月经周期或经量出现异常的一类疾病。凡月经先期、月经后期、月经先后不定期、经期延长、月经过多、月经过少等都属于"月经不调"的范畴。

益母草方

【用药】益母草适量，红糖适量。

【用法】把益母草熬成膏状，将益母膏与红糖以2∶1的比例混合，搅匀；放在干净的瓶子里，早、晚各服1酒杯。又方益母草9克、红糖15克，水煎。1日2次，连服3天。如月经赶前加酒芩9克，错后当归15克，生姜6克为引。

【功用】活血调经。治月经不调。

白头翁方

【用药】白头翁60克，红糖、白糖各30克。

【用法】水煎服，以白糖、红糖为引。

【功用】清热解毒，凉血止痢。用于治疗产后泄泻。

酱油水

【用药】酱油适量。

【用法】冲开水饮服。

【功用】止呕。治伤酒呕吐及妊娠呕吐。

黄芩方

【用药】黄芩60克，米醋适量。

【用法】用米醋浸7日，炙干浸7次后为末，醋糊为丸，如绿豆大，每次服6克，1日2次，白酒送服。又方治疗月经量多、神疲腹痛、头晕心慌，用枯芩60克，水煎服。血止而腹仍痛者加白芍18克、川楝子12克。

【功用】清热燥湿，止血。

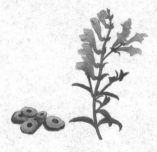

黄 芩

仙桃草方

【用药】仙桃草9~15克。

【用法】干鲜品均可，鲜品加量。水煎服，每日服3次。也可用酒300毫升浸泡1周后服用，每次10毫升，早晚各服1次。

【功用】仙桃草性味辛甘温，具有壮阳补肾、止血调经的作用。用于治疗妇女因肝肾不足，气血虚寒引起的月经不调、经血过多崩漏、白带等症。其疗效可靠，若因血热所致的经血不调则非本方所宜。

山稗子方

【用药】山稗子30克。

【用法】取山稗子全草熬水、内服，每日1剂，分2次服。

【功用】本方为景颇族民间用方，有调经止血的用，常用于治疗月经提前，产后出血。亦可用于治疗鼻衄、消化道出血、水痘、麻疹等。

贯众方

【用药】贯众（烧灰存性）。

【用法】研为细末，每次服6~9克，用石菖蒲煎汤送服。

【功用】清热理气，活血止血。主治经水过多。

丹参方

【用药】丹参500克。

【用法】晒干研末，丹参末用量一般为6~9克，用白开水或红花酒送下，或酒泛为丸。如水煎服者，须加大用量，连续服。又方治月经不调，丹参15克，酒蒸晒后水煎服。

【功用】活血祛瘀，通经止痛。

雪莲方

【用药】雪莲1个。

【用法】水煎服，每日2次，每次50毫升，也可研末，每日3次，每次5克。

【功用】本方对虚寒性月经不调疗效尤佳，有祛寒暖宫作用。

全当归方

【用药】全当归30克。

【用法】将当归煎浓汁，每日1次空服，本方宜连续服用。又方用当归60克浸入黄酒1千克内数日，隔水炖透，每晚睡时服1杯。

【功用】补血活血。治月经不调。

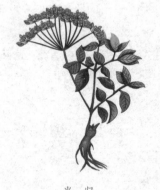

当 归

对叶莲方

【用药】对叶莲15克。

【用法】上药炖瘦猪肉400克，加少许盐。1次服完，连服3次。

【功用】清热解毒，收敛止血。本方用于治疗月经不调，需每次月经前服3次，第2个月再服3次。

山楂根红糖水

【用药】山楂根30克（洗净切碎）。

【用法】水煎，红糖15克冲服。

【功用】活血化瘀。对妇女月经不调、痛经、崩漏有较好疗效。

西瓜秧红糖水

【用药】西瓜秧120克。

【用法】晒干研末，加入红糖250克，分作3剂，每晚睡时开水送服1剂。

【功用】本方有活血化瘀、补血养血之功，对妇女月经不调、痛经、崩漏有较好疗效。

鬼臼方

【用药】鬼臼500克。

【用法】秋季挖根，采果；切碎后共同熬膏，备用。每日2~3次，每次1匙（约10克），用青稞酒送服。

【功用】此方有调经活血之功效，可用于治疗妇女月经不调、痛经、闭经等症。

花蝴蝶根方

【用药】花蝴蝶根15克。

【用法】鲜品，煎水内服，每日3次，每次1剂。

【功用】本方治疗经期提前、血热崩漏，均有较好的疗效。

闭经

闭经是妇科常见病，凡年满 18 岁仍未行经称为原发性闭经；已行经而又中断达 3 个月以上者称为继发性闭经。多因气滞血瘀、寒气凝结、痰湿阻滞、气血虚弱、肝肾阴虚所致。治宜选用行气化瘀、温经散寒、化痰利湿、益气养血、补益肝肾等治疗方法以调经。

益母草红糖汤

【用药】益母草 15 克。

【用法】加红糖 30 克，水煎。每日 1 剂，连服 2~4 剂。

【功用】活血调经。治血滞经闭。

地龙散

【用药】地龙（蚯蚓）3 条。

【用法】瓦上焙黄，研成细末，另取黄酒 10 毫升冲服，每日 1 剂。

【功用】通经活络。治闭经。

大黄丸

【用药】生大黄 120 克。

【用法】浸泡在 200 克白酒中 12 小时。取出晒干研末。再取清泉水、米醋各 210 克煮沸后加入大黄末，搅拌令稠，以起大泡，泡破冒烟，色如老酱者为佳。待凉后做成约 15 克重的药丸，每天服 3 次，每次 1 丸。

【功用】清热活血通经。治热性之瘀阻闭经。

山楂红糖饮

【用药】生山楂 45 克。

【用法】煎浓汁，调入红糖 30 克，分早、晚空腹饮服。或将其研为末，再加入红糖 60 克拌匀，每次 9 克，开水送服。

【功用】消食健胃，行气散瘀。治闭经。

水蛭散

【用药】水蛭适量。

【用法】将其微炒，研为末，每服 1.5~3 克，每天 2 次，开水或白糖水送服。

【功用】破瘀行滞通经。

三七粉

【用药】三七适量。

【用法】将其研为末，每天服 12~15 克，分 3~4 次服。

【功用】化瘀散结。治瘀血闭经。

马鞭草汤

【用药】马鞭草 18 克。

【用法】水煎去渣取汁，加入黄酒适量，饭前顿服，每天次，7 天为一疗程。

【功用】活血散瘀，通脉调经。治闭经属瘀血阻滞者。

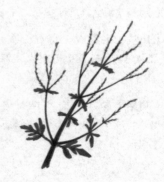

马鞭草

痛经

　　痛经是指妇女经期或经行前后出现小腹痉挛性疼痛，并有全身不适。亦称为"经行腹痛"。常因气滞血瘀、寒湿凝滞、湿热阻滞、气血虚弱、肝肾亏虚所致。可选用行气活血、温经散寒、清热除湿、益气养血、补益肝肾等治疗方法。

白芍散

【用药】白芍50克。

【用法】研为末，分成8包，月经来时每日服1包，黄酒冲服，连服3个月经周期。

【功用】镇痛调经。治妇女痛经。

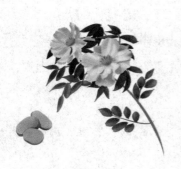

白　芍

益母草膏

【用药】益母草900克。

【用法】水煎去渣，熬膏，于行经前3天起，每次1匙，每天2次，早、晚空腹时服。

【功用】活血化瘀止痛。治血瘀痛经。

葱白敷脐方

【用药】葱白10根。

【用法】捣烂，锅内加热后敷脐部，早、晚各1次。

【功用】温经通阳。治行经腹痛属寒者。

山楂散

【用药】山楂肉50克。

【用法】研为细末，加红糖或白糖少许，分2次温开水送服，每天1剂，于经前1天开始服，连服2剂为一疗程。或取山楂100克，将其放入白酒500毫升内，浸泡7天后备用，每次10~20毫升，每日2次。

【功用】消食健胃，行气散瘀。治痛经属气滞血瘀者。

红花茶

【用药】红花3克。

【用法】开水冲泡，代茶饮。

【功用】活血调经。治血瘀痛经。

向日葵花盘汤

【用药】向日葵花盘50克。

【用法】与红糖30克加冷水煎3~4沸即可，不要多煎，分2次服。

【功用】祛风，消肿，止痛。适用于一般痛经。

丹参散

【用药】丹参9克。

【用法】研为细末，用黄酒1次冲服，每日1剂。

【功用】祛瘀止痛。治痛经、月经过少、闭经。

莪术汤

【用药】莪术3克。

【用法】水煎服，每日2~3剂，经前1周开始服用至月经干净停药。

【功用】破血逐瘀，行气止痛。治痛经。

白芥子敷剂

【用药】白芥子粉末 3 克。

【用法】将其置于神阙穴，用胶布固定，用热水袋（水温50℃左右）熨烫，每日 3 次，每次 30 分钟。

【功用】利气，通络，散结。治痛经。

红糖酒

【用药】红糖 100 克。

【用法】将其置于碗中，浇白酒于糖上，以淹没为度，点燃自熄后，喝糖酒。每次经行之前用该法，每日 1 次。

【功用】散寒通脉。治寒凝痛经。症见月经来潮，小腹冷痛难忍，经行不畅，色黑有块。

月季花红糖茶

【用药】月季花 1 朵。

【用法】加适量红糖，用开水冲服，一天 1 朵。

【功用】活血调经。治血瘀所致的行经不畅，痛经。

三七粉

【用药】三七适量。

【用法】研为细末，每次 3 克，用黄酒或开水 1 次冲服，每日 1 次。

【功用】散瘀止血，消肿定痛。治血瘀痛经。症见月经来潮，腹痛难忍，经量较多，色紫有块。

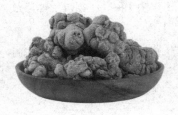

三 七

金荞麦根汤

【用药】金荞麦根 50 克（鲜品 70 克）。

【用法】水煎，分 2 次服，每次约服 200 毫升，于正常月经来潮前 3~5 天用药，每天 1 剂，连服 2 剂，2 个月经周期为一疗程。

【功用】清热解毒，排脓散瘀，活血通经。治原发性痛经，对血瘀所致者尤为适宜。

补骨脂散

【用药】补骨脂适量。

【用法】焙干研细末，每次 10 克，红糖水冲服。每日 2 次，服至经停为止，可连服 3 个月经周期。

【功用】温经止痛。治寒滞血凝之痛经。症见小腹冷痛，得热痛减。

艾叶红糖汤

【用药】艾叶 6~20 克。

【用法】加红糖用开水煎服，每天 1 剂，于月经来潮前 1~2 日开始服。

【功用】温经散寒，理气血。治痛经。

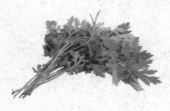

艾 叶

功能失调性子宫出血

功能失调性子宫出血简称"功血"，系内分泌失调所引起的子宫内膜异常出血。患者内外生殖器无明显器质性病变。多发生于青春期和更年期。本病属中医学"崩漏"范畴。多由血热、血瘀、肾虚、脾虚所引起，可选用清热、化瘀、补肾、益气、健脾等方法治疗。

川芎酒

【用药】川芎 24~48 克。

【用法】加白酒 30 毫升、水 250 毫升，浸泡 1 小时后小火炖煎，分 2 次服，每日 1 剂。

【功用】活血行气。治功能失调性子宫出血。

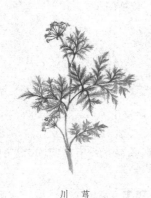

川 芎

地榆醋

【用药】地榆 30 克。

【用法】加醋适量煎地榆，放置 1 夜，次晨温服之，每天 1 剂。

【功用】凉血止血。治功能失调性子宫出血，对血热久崩者尤其适宜。

血余炭

【用药】血余炭 120 克。

【用法】研极细末，每次 1.5~3 克，于月经第 2 天开始服，连服 3~5 天。

【功用】收敛止血。治崩漏。

党参汤

【用药】党参 30~60 克。

【用法】水煎，早、晚分服。月经期或行经第 1 日开始连续服药 5 日。

【功用】补中益气养血。治气虚之崩漏。

生地黄酒

【用药】生地黄 60 克，黄酒 500 毫升。

【用法】将生地黄放入锅中，先加黄酒 375 毫升，再加冷水 125 毫升，用文火煮开，水开后去掉锅盖任其挥发，煎至药液剩 100 毫升左右，倒入杯里，然后将剩下的 125 毫升黄酒加冷水 250 毫升，倒入锅中，用上药煎取药液 100 毫升，两次药液混合，放红糖少许调味。上药为一日量，早、晚 2 次分服。

【功用】清热凉血止血。治功能失调性子宫出血，一般 1~2 日可治愈。

蚕沙散

【用药】蚕沙 30 克。

【用法】炒炭存性研粉，每晚睡前服 6 克，温开水送服，连用 5 日。

【功用】祛风除湿，活血定痛。治功能失调性子宫出血，对湿浊瘀血内阻者尤其适宜。

莱菔子汤

【用药】莱菔子 120~150 克。

【用法】水煎，分 3 次服，每天 1 剂。

【功用】降气化痰。治功能失调性子宫出血。

萝卜汁

【用药】生萝卜 1500~2000 克。

【用法】榨汁 250~300 毫升，加白糖 30 克，炖热温服。此为 1 次量，早、晚各 1 次，7 天为一疗程。

【功用】清热。治血热崩漏。

天冬饮

【用药】天冬 15~30 克。

【用法】置砂锅内水煎 30 分钟，滤取药汁，酌加红糖，温服，每煎 2 次，每天 1 剂。

【功用】滋肾养阴生津。治功能失调性子宫出血及妊娠负重引起的出血。

益母草方

【用药】益母草 60 克。

【用法】水煎去渣取汁约 200 毫升，入粳米 50 克，红糖适量，再加水 350 毫升，煮为

稀粥，每日 2 次，温热服食。

【功用】活血调经。治崩中漏下。

地骨皮方

【用药】新鲜地骨皮 60~120 克（干品 30 克）。

【用法】将其用纱布包，与猪瘦肉 120 克或排骨 250 克，用文火炖 2~3 小时，去地骨皮，少加盐，喝汤吃肉。

【功用】凉血止血。治形瘦血热所致的崩漏。此方凉而不凝。对因血热而月经过多、绝经期月经多亦有效。

鸡冠花红糖汤

【用药】炒鸡冠花 30 克。

【用法】水煎取汁，加红糖 30 克，当茶饮，每日 1 剂。

【功用】凉血止血。治功能失调性子宫出血属血热者。

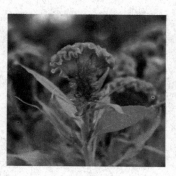

鸡冠花

乌梅散

【用药】乌梅适量。

【用法】烧成灰，每次 3~6 克，饭前用乌梅汤送服，每日 1~2 次。

【功用】收敛止血。治崩漏。

石韦散

【用药】石韦适量。

【用法】上药为末，每服 9 克，温酒调下。

【功用】凉血止血。治血热妄行之崩漏。

荆芥穗方

【用药】荆芥穗 15 克。

【用法】炒焦，水煎服。也可研为细末，每服 9 克，温开水送服。若用童便调下，疗效更佳。

【功用】祛风止血。治妇女血崩不止。

带下病

　　带下指阴道壁及宫颈等组织分泌的一种黏稠液体。当阴道、宫颈或内生殖器发生病变时，带下量明显增多，并且色质和气味异常，伴全身或局部症状者，称为带下病。中医学认为本病常由湿热、湿毒或脾虚、肾虚所致。

白鸡冠花散

【用药】白鸡冠花适量。

【用法】晒干为末，每服9克，空腹酒调下。

【功用】凉血清热，收敛止血。治白带过多。

韭菜籽丸

【用药】韭菜籽210克。

【用法】醋煮沸，焙干，研末，炼蜜为丸，如梧子大。每服30丸，空腹温酒下。

【功用】补肾壮阳，止遗止带。治肾虚带下清稀及男子遗精早泄。

白果方

【用药】白果仁1~4枚。

【用法】鸡蛋1个，戳一小孔，将白果仁装入鸡蛋内，蒸熟服用，每日1次。也可焙干捣碎，冲入煮沸的豆浆内服用，每日1次。

【功用】健脾化湿。治白带过多。

硫黄方

【用药】硫黄粉适量。

【用法】取鸡蛋1个，戳一小孔，放入硫黄0.03~0.3克，调匀，封好蛋孔，蒸熟去壳内服，每晚1次，连服3~6次，甚者10次。

【功用】温阳祛湿止带。治寒湿带下。

莲房散

【用药】莲房适量。

【用法】烧存性，研为细末，每服3~6克，日2次，用温开水送下。

【功用】清热利湿。治脾虚带下，对兼有湿热者尤其适宜。

乌梅散

【用药】乌梅20克。

【用法】炒焦，研末，每日早晨服6克。

【功用】收敛止带。治白带过多。

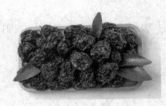

乌 梅

白扁豆饮

【用药】炒白扁豆20克。

【用法】水煎，分2~3次服，每日1剂。

【功用】健脾化湿。治脾虚湿滞之白带过多，色白不臭。

外阴炎

外阴炎是指外阴的皮肤或黏膜所发生的炎症病变。多由阴道分泌物增多、尿瘘患者的尿液及糖尿病患者的尿糖刺激或外阴皮肤不洁等所致。临床表现为外阴皮肤瘙痒、烧灼感和疼痛，往往伴有带下。急性期外阴红肿、疼痛，有灼热感、瘙痒，可出现外阴部位皮肤及黏膜有不同程度糜烂、溃疡或出现大片湿疹等；慢性期外阴红肿消退，以外阴瘙痒为主，伴外阴皮肤增厚、粗糙、皲裂，呈苔藓化。本病相当于中医学"阴痒""阴痒痛"范畴。多因湿热之邪流注于下焦所致。常选用清热、利湿、燥湿、止痒等方法治疗。

车前子洗剂

【用药】车前子 30 克。

【用法】将上药煎汤，去渣，用之洗患处。

【功用】利湿止痒。治妇人阴部瘙痒，带下黄浊量多。

地骨皮熏洗剂

【用药】地骨皮 500 克。

【用法】加水 1500 毫升，煎汤趁热先熏，待温洗患处，一日 2 次，一周即有良效。

【功用】清热凉血。治妇人阴部瘙痒。

徐长卿熏洗剂

【用药】徐长卿 30 克

【用法】煎 10 分钟，取汁 250 毫升，每次 50 毫升口服，200 毫升熏洗外阴。

【功用】祛湿止痛止痒。治妇人外阴瘙痒。

艾叶熏洗剂

【用药】艾叶 1 把。

【用法】煎水熏洗患处，每日 1 次，每日 1 剂。

【功用】温经散寒除湿。治妇女阴痒。

小蓟熏洗剂

【用药】小蓟 25 克。

【用法】将上药煎汤外洗。

【功用】清热凉血。治妇人阴部瘙痒。

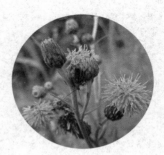

小 蓟

五倍子外用方

【用药】五倍子 5 克。

【用法】将其研细末，用开水和药棉洗净阴户后，撒上药粉。

【功用】解毒收敛。治妇女阴痒肿痛属湿热者，一般用药 2~3 次见效。

阴道炎

阴道炎是阴道黏膜及黏膜下结缔组织的炎症，是妇科常见病。临床上以白带的性状发生改变以及外阴瘙痒灼痛为主要特点。阴道炎中最常见的是滴虫性阴道炎、念珠菌阴道炎和老年性阴道炎。

滴虫性阴道炎是由感染阴道毛滴虫引起，具有传染性，主要通过性交、浴盆、游泳池、公共厕所或污染的衣服、器械而传染。主要表现是有大量黄色或绿色泡沫样、稀薄的脓性白带，并具有特殊臭味，且伴有阴部瘙痒和灼热、疼痛，炎症侵及尿道时可有尿急、尿频症状。妇科检查可见阴道毛滴虫。

念珠菌阴道炎多由白念珠菌引起。传染方式同滴虫性阴道炎。有大量白带呈豆渣状，阴部瘙痒、灼痛。妇科检查可见白念珠菌。

老年性阴道炎多见于绝经前后期的妇女，以绝经后期为多见。与卵巢功能衰退、雌激素水平降低有关。临床以阴道分泌物增加，呈黄水状，阴部瘙痒、灼热感为特征。妇科检查可见阴道壁萎缩。

阴道炎属中医学的"带下""阴痒"的范畴。

川楝子外用方

【用药】川楝子200克。

【用法】加水5升，武火煎30分钟，滤出药液，每次坐浴30分钟，每日2次，每日1剂。

【功用】疏肝泻热，杀虫。据报道，此方治各种阴道炎。

虎杖汤

【用药】虎杖根100克。

【用法】加水1500毫升，煎取1000毫升，过滤，待温坐浴10~15分钟，每日1次，7日为1疗程。

【功用】清热解毒，祛风利湿。治念珠菌阴道炎。

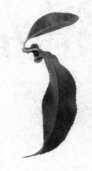

桃 叶

蛇床子外用方

【用药】蛇床子10克。

【用法】上药水煎灌洗阴道。

【功用】祛风燥湿，杀虫。治滴虫性阴道炎。

桃叶煎

【用药】鲜桃叶适量。

【用法】水煎取汁倒入盆内，待温时坐浴或冲洗外阴，早、晚各1次。

【功用】杀虫止痒。治滴虫性阴道炎。

决明子熏洗剂

【用药】决明子50克。

【用法】加水适量，煮沸15分钟，趁热用药液熏外阴，待温时浸洗外阴，每日1次，每次15~20分钟，7日为一疗程。

【功用】杀菌消炎。治念珠菌阴道炎。

带下黄稠,小便短赤,心烦口干,坐卧不安。

【用法】水煎取浓汁,洗阴道,每日1次,10日为一疗程。

【功用】清热解毒,抗感染。治念珠菌阴道炎。

鸦胆子外用方

【用药】鸦胆子仁30克。

【用法】打碎,加水2500毫升,文火煎至500毫升,过滤后装瓶备用。用时加温,术者戴消毒手套做阴道冲洗,每日1次,7日为一疗程。

【功用】燥湿杀虫。治滴虫性、念珠菌、细菌性阴道炎。

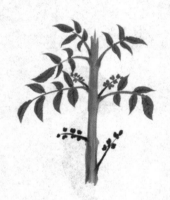

鸦胆子

苦参洗剂

【用药】苦参50克。

【用法】煎汤洗患处,每日2次。

【功用】清热燥湿。治滴虫性阴道炎。

车前子洗剂

【用药】车前子30克。

【用法】将上药煎汤,去渣,洗患处。

【功用】清热利湿止痒。治妇人阴部瘙痒,带下黄浊量多。

紫草外用方

【用药】紫草100克。

【用法】加水3000毫升,大火煎40分钟,滤去药渣,每次坐浴30分钟,每日2次。

【功用】清热解毒,活血凉血。治阴道炎。一般用药5~7日即获痊愈。

大蒜外用方

【用药】大蒜瓣适量。

【用法】去皮捣汁,浸湿消毒纱布,睡时塞入阴道,约20分钟后取出,连用7日。

【功用】杀虫止痒。治滴虫性阴道炎。

仙鹤草外用方

【用药】仙鹤草(茎叶)120克。

【用法】加水1000毫升,煎成100毫升,用棉球蘸药液涂阴道,每日1~2次。

【功用】杀虫止痒。治滴虫性阴道炎。

杏仁外用方

【用药】杏仁1份。

【用法】加水2份,共搅匀,用纱布绞取汁,再以纱布浸透,填塞阴道。每日1次,每次3~4小时取出,次日如法换药。

【功用】杀虫止痒。治滴虫性阴道炎。

淡竹叶汤

【用药】淡竹叶150克。

【用法】水煎10分钟,早、晚各服用1次,每日1剂。

【功用】清热利湿。治阴道炎属湿热者。症见阴道痒痛,

一枝黄花洗剂

【用药】一枝黄花30~60克。

慢性子宫颈炎

　　慢性子宫颈炎是一种常见妇科疾病，以带下增多，呈黄白色或夹带血丝，也可有接触性出血，伴有腰背疼痛为特征。妇科检查时常见下列几种类型：宫颈肥大、宫颈糜烂、子宫颈息肉、子宫颈腺囊肿。其中宫颈糜烂是慢性宫颈炎中最多见的一种。

金银花酒

【用药】金银花 1000 克。

【用法】粉碎成粗末，放入 40% 的酒精 1500 毫升中浸泡 48 小时，过滤，煎至 400 毫升，备用。局部上药，每日 1 次，2 周为 1 疗程。

【功用】清热解毒。治宫颈糜烂，带下量多，色黄质稠，小腹胀痛。

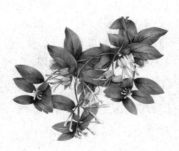

金银花

山豆根散

【用药】山豆根适量。

【用法】研粉消毒后，撒于糜烂面，1~3 日换药 1 次，10 次为 1 疗程。

【功用】清热解毒。治宫颈糜烂。症见带下量多，色黄质稠或小腹胀痛。

黄柏散

【用药】黄柏适量。

【用法】研末，每次 1~2 克，每日 3 次，空腹或睡前服。

【功用】清热燥湿。治宫颈糜烂。症见带下量多，色黄质稠，带下腥臭，或小腹胀痛。

无花果熏洗剂

【用药】无花果（或无花果叶）适量。

【用法】水煎外洗患处或趁热先熏后洗，坐浴，每日 1~2 次。

【功用】清热解毒，消肿止痛。治慢性宫颈炎。

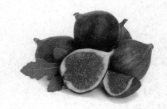

无花果

子宫脱垂

子宫脱垂是指子宫从正常位置沿阴道下降，子宫颈下垂到坐骨棘水平以下，甚至脱出于阴道口外的妇科病症。属于中医学"阴挺"范畴。多因气虚、肾虚所致。可选用补气、升阳、益肾、固脱的方法治疗。

金樱子汤

【用药】金樱子干品适量。

【用法】水煎 2 次，去渣浓缩，使每 500 毫升含生药相当于 500 克。每日 120 毫升，早、晚分服，连服 3 日为一疗程。间隔 3 日，再连服 3 日为第 2 疗程。

【功用】涩肠固脱。治子宫下垂。

金樱根汤

【用药】鲜金樱根 120 克（干品减半）。

【用法】水煎取汁，分 3 次服，每日 1 剂。

【功用】收敛固脱。治子宫下垂。

枳壳汤

【用药】枳壳 30 克。

【用法】将上药煎汤浸患处。

【功用】收敛升提。治产后子宫脱垂，少气乏力。若配合服用补中益气丸，可提高疗效。

泽兰汤

【用药】泽兰适量。

【用法】煎水外洗患处或趁热先熏后洗，坐浴，每日早、晚各 1 次。

【功用】活血化瘀。治子宫脱垂。

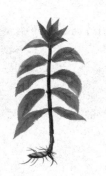

泽 兰

韭菜汤

【用药】韭菜 250 克。

【用法】将上药煎汤熏洗外阴部。

【功用】温阳，收敛，固脱。治子宫脱垂。

升麻散

【用药】升麻 4 克。

【用法】研末。取鸡蛋 1 个，在其顶端开 1 小口，把药末放入蛋内搅匀，取白纸 1 小块蘸水将蛋口盖严，蒸熟，每日吃鸡蛋 1 个，10 日为 1 疗程。休息 2 日再服第 2 疗程。

【功用】益气升提举陷。治子宫脱垂。

鳖头粉

【用药】鳖头数个。

【用法】焙干，研成细粉，每次 3~6 克，每日 3 次，温开水送服。

【功用】补气助阳。治气虚型子宫脱垂。

苦参熏洗剂

【用药】苦参30克。

【用法】水煎去渣，熏洗患部，每日3~6次。

【功用】清热燥湿。治湿热型子宫脱垂。

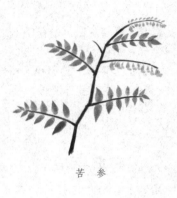

苦 参

丝瓜络散

【用药】丝瓜络100克。

【用法】将其烧成炭，研细，分14包。每天早、晚饭前各服1包，白酒适量送服。7日为1疗程。

【功用】通经活络，解毒除肿。治湿热型子宫脱垂。

乌梅熏洗剂

【用药】乌梅20克。

【用法】水煎熏洗患处，每日2次，7日为1疗程。

【功用】收敛固涩。治子宫脱垂。

五倍子熏洗剂

【用药】五倍子25克。

【用法】将其研碎，用水煮，倒入盆中，患者蹲在盆上，先熏后洗。

【功用】收敛固脱。治子宫脱垂，亦治久病脱肛。若配合服用中成药补中益气丸，疗效更好。

南瓜蒂汤

【用药】老南瓜蒂6个。

【用法】将其剖开，煎取浓汁顿服。每日1次，5日为1疗程。

【功用】解毒，利水。治子宫脱垂。

水仙花敷剂

【用药】水仙花适量。

【用法】将其与红糖共捣烂，外敷阴脱处。

【功用】理气调经，解毒辟秽。治子宫脱垂。

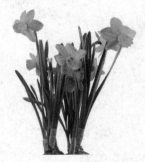

水仙花

不孕症

不孕症分原发性与继发性两类。凡婚后夫妻同居2年以上，配偶生殖功能正常，未避孕而不受孕者，称为原发性不孕，相当于中医"无子""不全产"的范畴。如曾生育或流产2年以上，未避孕而不再受孕者称为继发性不孕，相当于中医的"断绪"范畴。中医认为不孕症多因肾虚、肝郁、痰湿、血瘀使冲任、胞宫功能失调所致。

葱白熨脐方

【用药】葱白5根。

【用法】上药捣烂，锅内加热敷脐部，每晚1次。

【功用】温经通阳。治宫寒不孕。

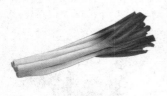

大　葱

薏苡仁方

【用药】薏苡仁30克。

【用法】水煎服或煮粥食。

【功用】健脾渗湿，有诱发排卵作用。治不孕症。

益母草炖鸡方

【用药】益母草（鲜品）30克（或干品15克）。

【用法】取下蛋母鸡1只，重约1千克，杀去毛及内脏，洗净，将切好的益母草加少许盐、姜和米酒调味，放入鸡腹内，然后把整只鸡放入有盖的大碗内，加少量清水，盖好盖，再放入锅内隔水用文火炖至熟烂。晚上连鸡肉、药汤一起吃，吃不完次日晚上再吃。

【功用】活血调经。治不孕症。

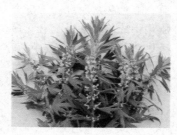

益母草

海马散

【用药】海马4对。

【用法】炙，研极细末，每服1.5克，一日2次，热黄酒送下。

【功用】补肾壮阳。治肾阳不振，冲任亏虚，宫寒不孕。症见面色少华，腰膝酸软，少腹有冷感，带下清稀，性欲减退。

南瓜柄散

【用药】南瓜柄50克。

【用法】研成细末，每次6克，每日2次。

【功用】解毒，利水。治妇女久不受孕。

菟丝子茶

【用药】菟丝子15~30克。

【用法】捣碎，放入杯中，加沸水冲泡，代茶饮用。每日1剂。

【功用】补肾固精，养肝明目。治阳虚型女子不孕。

乳腺炎

　　乳腺炎是指乳房部位的急性化脓性感染，多见于初产后哺乳妇女。临床以乳房结块，局部红、肿、热、痛，并以发热为特征。本病属中医学"乳痈"范畴。多因乳汁淤积，肝胃蕴热所致。可选用清热解毒、通经活络，理气散结等治疗方法。

水仙花根方

【用药】水仙花根适量。

【用法】捣烂，也可加食盐少许或加陈醋适量，同捣涂敷患处，干即易换。

【功用】散结消肿。用于治疗乳痈红肿、已溃或未溃。

蒲公英水

【用药】蒲公英 60~120 克。

【用法】水煎服。外用蒲公英渣，趁热敷患处。1 日口服 3 剂，外用 3 敷。亦可另取鲜蒲公英 1 把，洗净，加醋可加酒少许，同捣烂外敷，干则再换。忌食刺激性的食物。

【功用】清热，散结。治乳疮溃烂，日久不收口。

贯众方

【用药】贯众适量。

【用法】研细末，用酒调敷。未遗者遍涂肿处，已溃者只敷疮口周围。

【功用】清热解毒。用于治疗乳痈红肿、已溃或未溃。

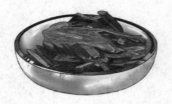

贯 众

鹿角霜方

【用药】鹿角霜 30 克。

【用法】研细，黄酒送服，每次服 9 克。又方①鹿角霜磨水，或用醋调外敷患处。②鹿角煅存性，研极细末撒患处，治乳疮溃烂，日久不收口。

【功用】收敛止血。治乳腺炎。

露蜂房方

【用药】露蜂房适量。

【用法】将马蜂窝撕碎，用砂锅焙干，呈半黑样，研成粉末装瓶密封备用。每 6 小时服 1 次，每次 1~2 克。可根据病情增减，温黄酒送下。

【功用】本方具有软坚散结、活血通络的功能，主治乳痈。

白桦皮黄酒

【用药】白桦皮 50 克。

【用法】将白桦皮炒炭，研为细末。每日服 1 次，每次 3 克，以适量黄酒送服。

【功用】本方具有软坚散结、活血通络的功能，主治乳痈。

山慈菇方

【用药】山慈菇 3 克。

【用法】研末，每天服 3 克，温开水送服。又方山慈菇 6 克，用水 1 碗，煮到能嚼烂为宜。再取胡桃肉（捣烂）60 克，温酒 120 克，同时服下，治乳疖初起 1~2 天，红、肿、痛尚未化脓，若已化脓者无效。

【功用】清热解毒，化痰散结。治乳腺炎。

香附粉方

【用药】香附粉6克。

【用法】香附粉泡酒服下，连服2~3次。又方①生香附30克捣烂，用酒煎服。药渣趁热敷痛处。②生香附9克，研末，烧酒调涂患处。

【功用】舒筋活络，主治乳痈。

王不留行方

【用药】王不留行（炒）30克。

【用法】水煎服。又方王不留行15克，水煎服，1日3次。王不留行研末，每日9克，1次吞服。

【功用】活血通经。用于治疗脓肿久不收口，红伤疮类。

樟脑方

【用药】樟脑1块（按药店出售的块计算）。

【用法】研末，放入铜锅或铝锅内，用碗扣在上面（碗要细要圆），然后用面将碗口周围封严，用3块砖将锅支起，细火烧制，烧时在碗底上加物压之以免跑气。火烧至听不到水的响声即可。等凉后将碗揭开，碗里面即是烧成的药。先将疮面脓液烂肉清洗净，然后取此药少许上患处，敷料封固，1~2天换1次，痊愈为止。

【功用】散寒，止痛。用于治疗脓肿久不收口，红伤疮类。

葱白方

【用药】葱白250克。

【用法】捣烂取汁，用好酒分2次冲服。外用麦芽30克，煎汤频频温洗。又方用葱白（连须）1握，捣烂外敷，或捣烂后调鸡蛋烘热外敷。

【功用】祛风散寒。用于治疗疖肿乳痈。

菖蒲根方

【用药】菖蒲根30克。

【用法】水煎服。又方菖蒲根研细末，每日早、晚各服6克，陈酒送下。

【功用】理气活血。用于治疗疖肿乳痈。

鲜地龙方

【用药】鲜地龙10条。

【用法】放在碗内，用白糖撒在上面，把碗盖好，等4小时后，取碗中之水涂患处。又方①活蚯蚓去泥土，捣烂，以陈醋调敷患处。1日换2~3次。②加韭菜1把，同捣敷。③加红萍适量，同捣敷。

【功用】清热，通络。用于治疗疖肿乳痈。

玉簪花叶方

【用药】玉簪花叶适量。

【用法】捣烂外敷。又方①玉簪花叶数张，用沸水泡软或开水煮半熟外敷，冷则换另一张敷。②玉簪花根，洗净捣烂，敷于患处。③大叶玉簪花适量，加糖少许，捣烂敷患处。

【功用】消炎散结。用于治疗疖肿乳痈。

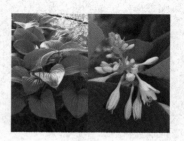
玉簪花叶

乳腺增生病

乳腺增生病是乳房部位的乳腺上皮和纤维组织增生疾病。其特点是乳房结块，形如鸡卵，表面光滑，推之移动。本病属中医学"乳癖"范畴。多因情志内伤，肝郁痰凝，痰瘀互结或肝肾不足所致。可选用疏肝理气、活血通经、消肿软坚等治疗方法。

红花敷剂

【用药】红花150克。

【用法】分3次布包蒸热，热敷患处。

【功用】活血祛瘀。治乳腺增生病。

夏枯草汤

【用药】夏枯草30~50克。

【用法】水煎代茶饮服。每日1剂。

【功用】散结消肿。治乳腺增生病。

天冬方

【用药】鲜天冬60克。

【用法】加黄酒适量，隔水蒸熟，每天分早、中、晚3次服完。

【功用】滋阴润燥，清热降火。治乳腺增生。

天冬补骨脂方

【用药】补骨脂800克。

【用法】文火炒微黄，研细末，每次服3克，每日3次。另用补骨脂150克，蜈蚣10条，入食醋1000毫升内浸泡，15日后局部外搽，每天3~4次。上法可连续用1~3个月，直至治愈。

【功用】补肾助阳，软坚散结。治乳腺增生。

三七敷剂

【用药】三七适量。

【用法】用白酒少许磨成糊状，也可将三七焙干研粉，与白酒调成糊状，涂于结块上，外用敷料固定，每日换药1次。

【功用】活血消肿止痛。治乳腺增生伴乳痛。

麦芽茶

【用药】生麦芽30~50克。

【用法】泡水代茶饮，连服30~90天。

【功用】消食化积。治乳腺小叶增生。

全蝎散

【用药】全蝎适量。

【用法】焙干研末，每次5克，饭后向开水送服，每日1次。10日为一疗程。

【功用】活血祛瘀，通络散结。治乳腺增生，乳房胀痛和结块。

陈皮散

【用药】陈皮适量。

【用法】炒，研末，用红糖调敷患处，外用敷料固定。每日换药1次。

【功用】疏肝行气。治乳腺增生伴乳痛。

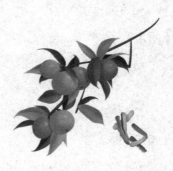

陈 皮

乳头皲裂

乳头皲裂即乳头破裂，俗称"乳头风""奶头花"。其特点是乳头、乳颈及乳晕部皮肤裂伤或糜烂，痛如刀割。多因肝火不能疏泄，肝胃湿热蕴结所致。多选用清肝泻火、解毒消肿、生肌敛疮等方法治疗。

丁香粉

【用药】公丁香10粒。

【用法】研末。先用淡盐水洗净患处，疮面干则用香油调丁香粉涂抹，疮面湿则搽丁香粉，每日上药3次。

【功用】镇痛。治乳头破裂，疼痛。

生大黄粉

【用药】生大黄30克。

【用法】研末，用香油适量，调成糊状。用时先将乳头洗净拭干，再将上药涂搽在乳头裂口局部，用纱布覆盖。轻者每日2次，重者每日5次（哺乳时将药洗去）。

【功用】清热解毒。治乳头皲裂。一般用药3~5次即愈。

鲜荷花外敷

【用药】鲜荷花瓣适量。

【用法】醋渍后贴患处，每日3~5次。

【功用】清热，化瘀。治乳头皲裂。

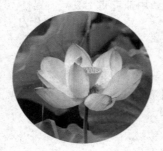

荷 花

白芷散

【用药】生白芷适量。

【用法】将其焙干，研末。用乳汁调涂患处，每日3~4次。如哺乳时，用香油将药润下来或以温开水洗去亦可。

【功用】解毒消肿。治乳头皲裂。一般1~3日可愈。

硼砂外用方

【用药】硼砂2克。

【用法】上药研细末，入蜂蜜适量调匀，放入锅内蒸15~20分钟后，冷却，装瓶备用。用时先用温开水将乳头洗净，再取本膏调敷患处。哺乳前洗去药膏，吮乳后清洁乳头，再涂药。

【功用】抑菌防腐，消炎生肌。治哺乳期乳头皲裂。

白及油膏

【用药】白及适量。

【用法】研末，用猪油适量调成膏，涂患处，每日3~4次。

【功用】生肌敛疮。治乳头皲裂。本品亦可治手足皲裂。

莲房散

【用药】莲房适量。

【用法】上药炒干研末后，用麻油调涂患处，日3~4次。

【功用】散瘀止血。治乳头皲裂疼痛。

02 / 产科疾病

妊娠呕吐

妊娠呕吐是指妊娠早期出现的孕期反应，包括恶心、呕吐、头晕、厌食等。一般孕6~12周出现，属中医学"恶阻"等范畴。多因冲脉之气上逆，胃失和降所致。

黄芩汤

【用药】黄芩30克。

【用法】加水煎成200~400毫升，分次频服。

【功用】除热安胎。治妊娠呕吐属湿热中阻者。症见恶心呕吐，心烦易怒，舌红，苔黄，脉滑数。

莲房炭

【用药】莲房1个。

【用法】烧炭存性，研为细末，用温酒1杯浸泡，日服1次。

【功用】和胃止呕。治妊娠恶阻。

柿蒂冰糖汤

【用药】干柿蒂30克。

【用法】加冰糖60克。水煎服。

【功用】降逆下气。治妊娠呕吐。

柠檬方

【用药】鲜柠檬500克。

【用法】去皮、核后切块，加白糖250克，渍1天，再放锅内用小火熬至汁快干时，拌少许白糖，随意食用。

【功用】和胃安胎。治妊娠呕吐。

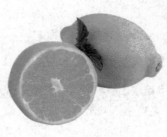

柠 檬

乌梅方

【用药】乌梅50克。

【用法】用温开水泡开洗净后捣烂，去核存肉泥，拌入适量白糖，分多次冲服，3天为一疗程。

【功用】生津，止呕。治妊娠剧吐。

柚子皮饮

【用药】柚子皮10克。

【用法】水煎服。

【功用】和胃降逆。治妊娠恶阻。

生枇杷叶汤

【用药】生枇杷叶60克。

【用法】水煎代茶服，频频少量服下。

【功用】和胃降逆。治妊娠恶阻。

妊娠水肿

妊娠水肿是指妊娠中、晚期孕妇出现肢体面目肿胀为主要表现的疾病。多因脾虚、肾虚、气滞等所致。如妊娠7~8个月以后，仅见脚部浮肿，无其他不适者，为妊娠晚期常有现象，不作病论，可不必治疗，产后自消。

猪苓散

【用药】猪苓适量。

【用法】研末，每服3~6克，以白开水调服，每日2次。

【功用】利水消肿。治妊娠水肿，小便不利。

钩藤根炖鸡方

【用药】钩藤根40克。

【用法】水煎去渣，同鸡1只炖服。

【功用】舒经活络，清热消肿。治妊娠水肿。

茯苓方

【用药】茯苓60克。

【用法】与鲤鱼1条加水蒸熟，分2次温服，每日1剂，连服20天。

【功用】渗湿健脾，利水消肿。治妊娠水肿。

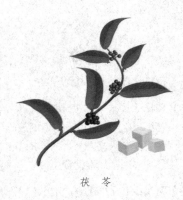

茯 苓

冬瓜皮汤

【用药】冬瓜皮250克。

【用法】加水适量，煮沸后文火再煮30分钟，取汁代茶饮，每日1剂。

【功用】利水消肿。治妊娠水肿胀满，小便不利。

赤小豆鲤鱼汤

【用药】赤小豆90克。

【用法】与鲤鱼1条（300~500克）加水放瓦煲内煎煮熟，不加盐，分2~4次温服，每日1剂。

【功用】健脾渗湿，利水消肿。治妊娠水肿胀满，小便不利。此为民间常用治水肿或妊娠水肿的单方，较单味鲤鱼汤利水消肿作用增强。

鲤鱼粥

【用药】鲤鱼1条。

【用法】洗净切块，不加盐，煮粥食。

【功用】利水消肿。治妊娠水肿胀满，小便不利。

先兆流产

先兆流产是指孕 28 周前，先出现少量阴道流血、继而出现阵发性腹痛或腰痛的症状。中医学将妊娠期间阴道少量出血，时下时止，无腰酸、腹痛，小腹坠胀等现象者，称为"漏胎"；妊娠期间仅有腰酸，腹部坠胀或阴道有少许出血者，称为"胎动不安"。多因冲任、气血不调，胎元不固所致。

苎麻根汤

【用药】苎麻根 30 克。

【用法】水煎，分 2 次服。也可水煎取汁，加鸡蛋 2 个，细盐少许，吃蛋喝汤，每日 1 剂，连服数日。

【功用】固冲安胎。治先兆流产胎动下血，腹痛。

五倍子散

【用药】五倍子末适量。

【用法】每次酒服 6 克。

【功用】收敛止血。治孕妇漏胎。

艾叶方

【用药】艾叶 3 克。

【用法】水、酒各半煎服。也可取艾叶 6 克，与鸡蛋 1~2 个加水适量同煮，至鸡蛋熟后剥壳将鸡蛋再煮片刻，去渣吃蛋饮汤，每日 1 次，连服数日。

【功用】温经止血，暖宫安胎。治妊娠胎动不安，腰痛。对下焦胞宫虚寒所致者尤其适宜。

荷蒂散

【用药】荷蒂 1 枚。

【用法】炙，研为末，糯米淘汁 1 盏调服。

【功用】安胎。治妊娠胎动不安。

白扁豆散

【用药】白扁豆 5 克。

【用法】微炒，研细末，用白糖水送服，每隔 2 天服 1 剂，连服数日。

【功用】健脾化湿。治胎动不安。

砂仁散

【用药】砂仁适量。

【用法】去皮，炒研末，热酒送下，每服 3~6 克，如觉腹中温暖，胎即安。

【功用】行气安胎。治胎动不安，腹痛下血。

香附散

【用药】香附适量。

【用法】炒，去皮，研为细末，每次用温开水送服 3 克，每日 1 次。

【功用】理气解郁。治胎动不安。

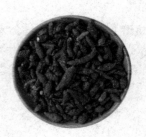

制香附

习惯性流产

习惯性流产是指妇女怀孕，连续 3 次以上自然流产者。其特点是每次流产均发生在同一妊娠月。相当于中医学"滑胎"范畴。多因禀质虚弱、肾虚、冲任不固所致。

艾叶蛋方

【用药】陈艾叶 9~15 克。

【用法】与鸡蛋 2 个加水适量同煮，至鸡蛋熟后剥壳，将鸡蛋再煮片刻，去渣吃蛋饮汤，每月连服 7 剂。

【功用】调经安胎。治习惯性流产。

阿胶方

【用药】阿胶 12 克。

【用法】加水 200 毫升煎沸至溶化，打入荷包蛋 2 只，等蛋熟后加入红糖 30 克。吃蛋喝汤，每日 2~3 次。

【功用】滋阴养血止血。治先兆性流产和习惯性流产属气血亏虚者。

杜仲方

【用药】杜仲 50 克。

【用法】取猪肚 250 克，洗净切块，加入杜仲及清水适量煲汤，用盐调味，饮汤吃猪肚，每日 1 次。

【功用】补肾安胎。治习惯性流产。

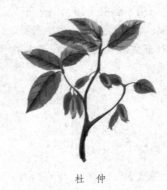

杜 仲

南瓜蒂方

【用药】老南瓜蒂 30 克。

【用法】水煎服，每日 1 剂，连服 5 天。也可取老南瓜蒂 1 个，放瓦上烧成炭，研末，自怀孕 2 个月后，每月用温开水送服 1 个。

【功用】安胎。治习惯性流产。

玉米须汤

【用药】玉米须。

【用法】取 1 个玉米的玉米须煎汤代茶饮，每日 1 次。从怀孕以后服至上次流产的怀孕月份，加倍用量，直至足月时为止。

【功用】平肝利胆，安胎。预防习惯性流产。

凤凰衣散

【用药】凤凰衣适量。

【用法】将其置瓦上文火焙黄，按前次流产月份提前几天用米汤冲服，每日 2 次，每次 10 克，可连续服用 5 天以上（多服无妨）。

【功用】安胎。治习惯性流产。

车前子散

【用药】车前子 9 克。

【用法】烘干研末，放入茶杯内，睡前开水冲服。1 周后复查。隔 1 周可再服 1 次，最多服 3 次。

【功用】清热利尿。纠正胎位不正。

产后腹痛

产后腹痛是指产妇分娩之后，出现下腹坠胀疼痛，阴道时下恶露为主要特征。多因血虚、血瘀引起气血运行不畅而致。

败酱草汤

【用药】败酱草 100 克。

【用法】水 3500 毫升，煮成 2000 毫升，每服 200 毫升，每日 3 次。

【功用】清热解毒，散瘀排脓。治产后腹痛。

紫花地丁方

【用药】鲜紫花地丁 30 克。

【用法】切碎，与鸡蛋 4 个同搅和，加油略炒，再加水煎服。

【功用】清热解毒，凉血消肿。治妇人产后瘀血痛如刀割。

艾叶敷脐剂

【用药】陈艾叶 1000 克。

【用法】焙干，捣。敷脐上，以绢覆住，热水袋温之，待口中艾气出，痛自止。

【功用】温中止痛。治产后感寒腹痛。

泽兰汤

【用药】泽兰叶 30~60 克。

【用法】与红糖适量水煎服，每日 1 剂。

【功用】活血祛瘀。治瘀血阻滞所致的产后腹痛。

山楂红糖汤

【用药】山楂 30 克。

【用法】水煎后冲红糖适量，分早、晚 2 次服。

【功用】活血祛瘀。治产后瘀滞腹痛。此方对中期引产后腹痛属瘀滞的患者亦有较好疗效。

红花酒

【用药】红花 10 克。

【用法】以米酒 1 碗，煎减半，分 2 次温服。

【功用】活血祛瘀止痛。治瘀血阻滞之产后腹痛。

延胡索散

【用药】延胡索适量。

【用法】研粉，每服 1.5 克，黄酒送下，每隔 4 小时服 1 次。

【功用】行气活血止痛。治气滞血瘀之产后腹痛。

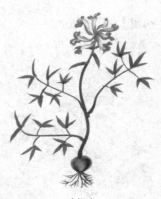

延胡索

五灵脂散

【用药】五灵脂适量。

【用法】将其置锅内加热，随炒随加米醋拌匀，待嗅到药味后，取出研细末，每服 6 克，黄酒送下，每日 3 次。

【功用】活血祛瘀止痛。治产后腹痛。通常服 1 天痛减，2 天痊愈。

产后恶露不绝

恶露是指妇女分娩后 3 周内，有少量暗红色的血性液体从阴道内排出，随产后日数的增加而逐渐减少，一般在 2 周左右即可排尽。如果恶露持续 3 周以上仍淋漓不尽，则为恶露不绝。

延胡索散

【用药】延胡索适量。

【用法】研末，以温酒调下 5 克。

【功用】活血行气止痛。治产后恶露不尽，腹内痛。

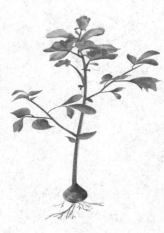

延胡索

马齿苋汤

【用药】马齿苋 25 克。

【用法】水煎服。

【功用】清热凉血。治产后恶露不尽属热者。症见恶露不止，色紫红，质稠，口干。

益母草方

【用药】鲜益母草适量。

【用法】捣，绞取汁，每次 50 毫升，入酒少许，炖暖服之。也可取益母草 30 克，加红糖适量水煎服。

【功用】活血化瘀。治产后恶露不止属血瘀者。症见恶露淋漓，涩滞不爽，量少，色紫黯有块，小腹疼痛拒按。

蒲黄方

【用药】生蒲黄粉 5 克。

【用法】每日服 3 次；或生蒲黄 40 克，醋煮沸后加蒲黄调糊制丸剂，每次 9 克，每日 2 次。

【功用】祛瘀止血。治产后恶露不止，小腹疼痛拒按。

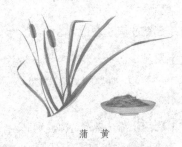

蒲 黄

产后尿潴留

产后尿潴留是指新产后 6~8 小时后膀胱内有尿而不能排出，小腹胀急疼痛。本病相当于中医学"产后小便不通""产后癃闭"范畴。多因体虚、肾虚所致。

葱白熨脐方

【用药】葱白 10 根。

【用法】捣烂后炒热，包熨脐部，凉后用暖水袋加温。

【功用】温经通阳。治产后小便不通。若加少许麝香，其效尤速。

大蒜熨脐方

【用药】独头蒜 1 个。

【用法】捣烂后炒热，包熨脐部，凉后用暖水袋加温。

【功用】温经通阳。治产后小便不通。若加少许麝香，其效尤速。

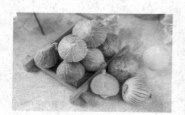
独头蒜

白芥子敷脐方

【用药】白芥子粉末 3 克。

【用法】将其置于神阙穴，用胶布固定，用热水袋（水温 50℃左右）熨烫，每日 3 次，每次 30 分钟。

【功用】利气，通络，散结。治产后尿潴留。

小茴香熨腹方

【用药】小茴香适量。

【用法】炒热后布包，温熨下腹部。

【功用】温阳散寒，理气止痛。治产后尿潴留。

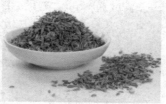
小茴香

血余炭方

【用药】血余炭 6 克。

【用法】温酒调下。

【功用】化瘀止血，利小便。治产后尿潴留。

瓜蒌汤

【用药】全瓜蒌 30~60 克。

【用法】加水 5000 毫升，煎至 4000 毫升。待温度适宜时坐浴 30 分钟，以汗出为佳，冬季注意保暖。

【功用】清肺化痰，润肠通便。

乳汁不通

乳汁不通是指产后哺乳期乳汁分泌不足，甚至完全没有，亦称"乳脉不行""乳汁不行"。中医学认为其病多因产后体虚，血少气弱，也因肝郁气滞，乳汁运行受阻所致。可选用补血益气、疏肝通络等治疗方法。

桑寄生汤

【用药】桑寄生 250 克。

【用法】研细为散，每服 9 克，用水 150 毫升，煎至于 100 毫升，去滓温服，不拘时。

【功用】补肝肾，养血，通络，下乳。治产后乳汁不下。

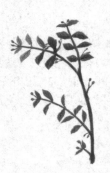

桑寄生

花生红糖汤

【用药】生花生仁 60 克。

【用法】捣为碎面，投入 400 毫升沸水中，煮沸后离火，加入 30 克红糖，趁热 1 次饮尽，每日 2~3 次，饭前服。也可以花生仁与猪脚（用前腿）共炖服。

【功用】补脾胃，益气血。治气血虚弱之产后缺乳症。一般 2~3 天即起效。

三棱方

【用药】三棱 15 克。

【用法】加水 300 毫升，煮沸 15 分钟，去渣取汁，用纱布浸药敷乳房上，同时熏洗乳房，每日 2 次，3 日为一疗程。

【功用】化瘀通络。治产后缺乳属乳房瘀滞不通者。症见产后乳汁少或排出不畅，乳房胀满或痛，乳腺成块，挤压乳汁疼痛难出，舌紫或暗，脉弦。

天花粉方

【用药】天花粉适量。

【用法】研末，每次 6 克，米汤或温黄酒送服，每日 3 次。

【功用】清热生津，通乳。治产后乳汁不通。

丝瓜络散

【用药】丝瓜络适量。

【用法】烧存性，研末，每次 5 克，温酒调服。

【功用】通经活络。治乳络壅滞，乳汁不通。

天冬炖猪肉方

【用药】天冬 60 克。

【用法】与猪肉适量同炖，饮汤吃肉，每日 1~2 次。

【功用】养阴生津。治产后无乳。

南瓜子方

【用药】生南瓜子 15 克。

【用法】去皮取仁，用纱布包裹，捣碎成泥状，加开水冲服，亦可加入少许豆油或食糖搅拌，则味美可口，早、晚空腹各服 1~2 次。

【功用】滋阴养血通乳。治产后乳少。

赤小豆汤

【用药】赤小豆 250 克。

【用法】煮汤饮浓汁，每天早、晚服用，连服 3~5 天。

【功用】健脾利湿，通乳。治产后缺乳属虚者。

露蜂房散

【用药】露蜂房适量。

【用法】研细末，每次服 3 克，一日 2 次，一般 3~7 天即有效。

【功用】治产后缺乳症。

猕猴桃根猪蹄汤

【用药】猕猴桃根 60~90 克。

【用法】与猪蹄适量共煮，食肉喝汤。

【功用】补脾胃，益气血。治气血虚弱之产后缺乳症。

王不留行汤

【用药】王不留行 6~9 克。

【用法】水煎服。

【功用】行血通经下通。治乳汁不通属气滞者。症见乳汁不通，情志抑郁，胸胁胀满。

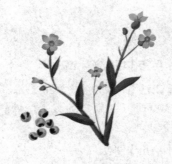

王不留行

王不留行炖猪蹄

【用药】王不留行 15~30 克。

【用法】与猪蹄适量共煮，食肉喝汤。

【功用】补脾胃，益气血，通乳络。治气血不足，乳汁稀少。

淘米水洗剂

【用药】淘米水 1000 毫升。

【用法】将其煮沸，待温，将乳头放入温热的淘米水内浸泡片刻，旋以手慢慢擦洗。如发现乳头中有白丝，可将其扯出，并挤出淡黄色液体少许，即效。

【功用】温通乳络。治产后乳汁排出不畅或乳汁全无。

黄芪猪蹄汤

【用药】黄芪 15 克。

【用法】与猪蹄 1 只同煮烂，饮汤吃肉。

【功用】益气养血。治产后气血不足，乳汁稀少。

通草猪蹄汤

【用药】通草 6 克。

【用法】与猪蹄 1 只同煮烂，饮汤吃肉。连服 3 日。

【功用】通乳。治产后气血不足，乳汁稀少。

回乳

回乳，又称退乳，是指产后不哺乳而使乳汁不出者。

麦芽汤

【用药】生、炒麦芽各 25 克。

【用法】水煎分服。

【功用】用于妇人回乳。麦芽有催乳和回乳双向作用，其关键不在于生品与炒品，而在于量的多少。小剂量（10~15 克）消食开胃而催乳，大剂量（60 克左右）则耗气散血而回乳。

神曲散

【用药】神曲 100 克。

【用法】略炒，研细末。每次用温酒调服 6 克，每日 2 次。

【功用】消食和胃。用于妇女产后欲断奶者。

莱菔子汤

【用药】炒莱菔子 30 克。

【用法】将其打碎，水煎，分 2 次温服，每日 1 剂。

【功用】用于妇人回乳。

蒲公英煎剂

【用药】蒲公英 15 克。

【用法】水煎 2 次，共得药液 300 毫升，分 2~3 次服，每天 1 剂。

【功用】回乳。

花椒糖饮

【用药】花椒 10 克。

【用法】煎水，加入适量红糖服用。

【功用】退乳消胀。

大豆浆

【用药】豆浆 1 碗。

【用法】加砂糖适量，混合温服。

【功用】回乳。用此方回乳，屡用屡效。

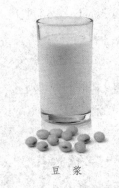

豆 浆

枇杷叶汤

【用药】老枇杷叶（鲜品）11~17 张（干品 60 克）。

【用法】去毛洗净切碎，加水 700 毫升，用文火熬至 350~400 毫升，一天内分 3 次服完，每天 1 剂，服至停乳。

【功用】清肺止咳，降逆止呕。可用于回乳。

番泻叶汤

【用药】番泻叶 5 克（1 日量）。

【用法】上药加开水 150~300 毫升泡 10 分钟后分 2~3 次服。

【功用】回乳。短则 3 天，长则 7 天即可获效。服药期间可能有轻度腹痛、便稀。脾胃虚弱者忌用。

第四章 儿科

鹅口疮

　　鹅口疮又名雪口病，是由白念珠菌感染口腔所致的婴幼儿口腔疾病。主要发生于长期腹泻、营养不良、身体虚弱的婴幼儿。病情轻者除口腔内、舌上黏膜有斑点状的白屑似乳块不易擦去外，一般不伴有其他症状；严重者可见舌上、口腔内黏膜满布白屑，同时可伴有烦躁不安、哭闹、拒食、流涎，甚者有低热症状。多由哺乳奶头、哺乳食具不洁引起。中医学认为本病多由心脾积热或虚火上浮所致。

凤尾草汁

【用药】鲜凤尾草适量。

【用法】取鲜凤尾草如鸡蛋大一团捣绒，纱布裹，挤水缓缓滴入口腔。再换药包，如枣子大小，放入口腔内缓缓转动摩擦1~2分钟。

【功用】清热利湿，消肿解毒。治小儿鹅口疮。

板蓝根汤

【用药】板蓝根10克。

【用法】用水煎液反复涂擦患处，每日5~6次，可佐以内服。

【功用】清热解毒，凉血消肿。治鹅口疮。对心胃积热型效果较好。

甘草饮

【用药】生甘草5克。

【用法】水煎代茶频饮。

【功用】解诸毒。治小儿鹅口疮。

黄柏醋

【用药】黄柏15~20克。

【用法】入食醋浸泡1周，用醋液涂患处，每日数次，连用4~5日。也可将黄柏适量，研末，用麻油调涂口腔。

【功用】清热燥湿解毒。治小儿鹅口疮。

细辛散

【用药】细辛5克。

【用法】研末，置于肚脐内，用胶布覆盖固定，2天后去掉。

【功用】散寒祛风，温肺化饮。治小儿鹅口疮。

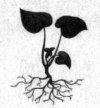

细　辛

玉竹方

【用药】玉竹10克。

【用法】焙干，研为细末，用适量醋调成糊状，敷双足心。

【功用】养阴润肺。治鹅口疮。

地龙白糖液

【用药】鲜地龙2条。

【用法】洗净，撒白糖适量，片刻即有渗出液，用棉签蘸此液搽患处，每日2~3次。

【功用】清热。治小儿鹅口疮。

吴茱萸敷剂

【用药】吴茱萸2.5~5克。

【用法】研末，用米醋适量调匀，每晚用纱布包敷涌泉穴1次。

【功用】引火下行。治小儿鹅口疮，不能吮乳。

遗尿症

遗尿症俗称尿床，通常指3周岁以上的孩子在夜间睡眠时无意识地排尿的一种病症。轻者数夜遗尿1次，重者每夜遗尿数次。有长期遗尿症的患儿，可同时出现面色萎黄、精神不振、智力减退、饮食无味等症状。中医学认为本病的发生，多由于小儿体质虚弱和习惯不良所致，主要与肾、膀胱有关。治疗以培元补肾、缩尿止遗为主。

鸡内金散

【用药】鸡内金30克。

【用法】焙干后研成细末，分成包，每日早、晚各服1包，温开水送服。

【功用】缩小便。治小儿遗尿。若用桑螵蛸9克水煎送服，疗效更佳。

麻黄汤

【用药】生麻黄（5~7岁3克，8~15岁5克，大于15岁10克）。

【用法】水煎，去上沫，睡前顿服，每日1剂，可连服1个月。

【功用】温宣肺气，开发腠理，调节三焦气化。治小儿遗尿症，一般服药1~3次见效。

鹿衔草瘦肉汤

【用药】鹿衔草15克。

【用法】加猪瘦肉250克，水煮烂，食肉饮汤，每晚睡前服，每日1剂，3剂为一疗程。

【功用】助肾缩尿。治肾气不足之小儿遗尿症。

龙骨煮蛋方

【用药】生龙骨30克。

【用法】水煎液煮荷包蛋。不到3岁者每次1个，超过3岁者每次2个，每晚服1次。第2次将龙骨30克加入第1次煮后的龙骨中同煎，如此逐日加入，用药3~6次可收效。

【功用】收敛固涩。治遗尿症。

枸杞子茶

【用药】枸杞子15克。

【用法】开水浸泡当茶饮用，临睡前将枸杞子服下，连用2~3周。

【功用】补益肝肾。治小儿顽固性遗尿症。

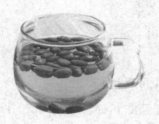

枸杞子茶

山药散

【用药】炒淮山药适量。

【用法】焙干后，研成细末，每次6克，用温开水冲服，每日3次。

【功用】健脾益肾，缩小便。

黑胡椒粉

【用药】黑胡椒粉适量。

【用法】每晚睡前将其放肚脐窝中，以填满为度，用伤湿止痛膏贴盖，并将其周围用胶布封紧。24小时后去掉或更换，7次为一疗程。

【功用】温阳散寒。治小儿遗尿。

鸡肠子散

【用药】新鲜鸡肠适量。

【用法】将其剖开，去掉粪便，洗净放在瓦器上焙至干脆，研成细末，每服 4.5 克，日服 2 次，白开水送下。

【功用】补肾固脬。治小儿遗尿。

白果方

【用药】白果适量。

【用法】捣破，剥去外壳，取种仁炒熟。5~10 岁者每次吃 5~7 个，成人每次吃 5~10 个，日食 2 次，吃时细嚼慢咽。

【功用】缩小便。治遗尿。

川萆薢汤

【用药】川萆薢 30 克。

【用法】水煎，临睡前顿服。

【功用】清热利湿。治遗尿属湿热所致者。

金樱子根煮蛋方

【用药】金樱子根 15~60 克。

【用法】与鸡蛋 1 枚同煮，食蛋饮汤，每日 1 剂。

【功用】收敛固涩。治肾气不足之小儿遗尿。

金樱子粥

【用药】金樱子 30 克。

【用法】用水煎取汁，加白米 100 克，煮粥，早、晚温热服食。

【功用】补肾缩小便。治肾气不足之小儿遗尿。

白胡椒蛋

【用药】白胡椒 5~7 粒。

【用法】取鸡蛋戳一小孔，放入白胡椒，然后用湿纸封住小孔，蒸熟。5 岁以下每晚吃 1 个，5 岁以上每晚吃 2 个。

【功用】温中散寒。治小儿遗尿症。一般连吃 5~7 天可愈。

骨碎补散

【用药】骨碎补 500 克。

【用法】先将清水 2500 毫升倒入容器中，再加入食盐 50 克搅匀，待溶化后放入骨碎补，浸泡 12 小时后焙干、研细末。每晚睡前用淡盐水冲

服 0.3 克，3 天为一疗程。

【功用】补肾强骨。治肾虚遗尿。一般 1~3 个疗程基本痊愈。

覆盆子瘦肉汤

【用药】覆盆子 30 克。

【用法】用水 2 碗，文火煎至 1 碗，去渣取汤，再用药汤煮猪瘦肉 60~90 克，不加作料，文火煮熟，饮汤食肉，每日 1 次。

【功用】补肾缩尿。治小儿肾虚遗尿。

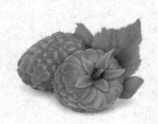

覆盆子

露蜂房散

【用药】露蜂房适量。

【用法】研末，每服 4 克（年幼者酌减），每日 2 次，开水送服。

【功用】温肾助阳。治肾阳虚弱，下元不足之遗尿。一般 4~7 日奏效。

夜啼症

夜啼症是发生于半岁以内婴幼儿的一种睡眠障碍，指婴幼儿白天如常，入夜则啼哭或每夜定时啼哭，排除饥饿、尿湿、发热或其他疾病而引起啼哭的一种病症。中医学认为本病多由脾寒、心热、惊骇、食积所致，可选温脾散寒、清心导赤、镇惊安神等方法。

蝉蜕敷剂

【用药】蝉蜕 3 个。

【用法】研成极细末待用。小儿每晚睡前挤少许乳汁与药末调成糊状，敷在乳头上，让其哺乳入睡；也可用蝉蜕 3~7 只，去足洗净，水煎加白糖服 3~5 次。

【功用】除肝经风热。治小儿惊躁夜啼属热者，一般连用 3 晚即愈。

灯心草外用方

【用药】灯心草、香油适量。

【用法】将灯芯草蘸香油烧成灰，每晚睡前将灰搽于小儿两眉毛上。

【功用】清心除烦。治小儿夜啼。

白芍汤

【用药】杭白芍 30 克。

【用法】水煎代茶频饮。

【功用】柔肝安神。治小儿夜啼。

百合冰糖饮

【用药】百合 30 克。

【用法】与冰糖适量共煮熟服食。

【功用】养心安神。治小儿夜啼、警惕易醒。

白花蛇舌草方

【用药】鲜白花蛇舌草 60 克。

【用法】洗净绞汁，加蜂蜜 5 克，于临睡时服。

【功用】清热解毒。治小儿夜啼。

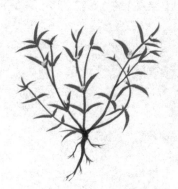

白花蛇舌草

生甘草汤

【用药】生甘草 6 克。

【用法】水煎服。

【功用】清火解毒，缓急止痛。治婴幼儿夜啼。

酸枣仁散

【用药】酸枣仁 10~20 克。

【用法】加糖适量，水煎服；或研末，每次 1.5~3 克，睡前服。

【功用】养心安神。治小儿夜啼、虚烦不眠。

五倍子汤

【用药】五倍子 1.5 克。

【用法】加水浓煎 80 毫升，于睡前顿服，每日 1 剂。

【功用】敛肺降火。治小儿夜啼属心经积热者。

流涎

　　小儿流涎俗称小儿流口水，是指儿童口涎不自觉地从口内流溢出来的病症。临床表现为小儿涎液增多，自动流出口外，由于长期流出口水，致使口腔周围潮红，多见于1岁左右婴儿，常发生于断奶前后。其发病原因可见于口咽黏膜炎症、口角炎、脑炎后遗症或小儿呆小病等疾病。本病相当于中医学"滞颐"范畴，均由脾不能摄所致。可选用温脾散寒、导热消炎等方法治疗。

肉桂外用方

【用药】肉桂10克。

【用法】研为细末，用醋调为糊状，每晚于小儿临睡前将药糊均匀摊于两块纱布上，分别贴敷于两足涌泉穴，然后用胶布固定，次晨取下，连敷3~5次即可。

【功用】温中补阳。治小儿流涎属脾阳虚者。

白术饮

【用药】生白术10克。

【用法】捣碎，放入小碗中加水适量，放锅上蒸汁，也可再加食糖少许，分次灌服，日1剂。

【功用】健脾益气摄涎。对婴幼儿流涎有良效。

白矾煎

【用药】白矾30克。

【用法】加清水适量，煮沸，倒入盆内，待温后浸泡双足，每次浸30分钟，每日早、晚各1次。

【功用】导热下行。治小儿口角流涎。

天南星敷剂

【用药】天南星30克。

【用法】研末，醋调糊，于晚间贴足心，男左女右，每次敷12小时，连敷2~4次。

【功用】燥湿化痰。治小儿流涎。

菊花汤

【用药】杭菊花10克。

【用法】水煎取汁，候温，加适量蜂蜜，分2~3次饮服，每日1剂。

【功用】清热解毒。治小儿流涎属脾胃积热者。

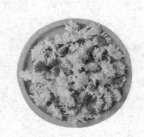

菊 花

桑白皮汤

【用药】桑白皮20克。

【用法】加水适量，中火煎，每日1剂，分2~3次服，连服3~7天。

【功用】泻肺清热。治小儿流涎属热者。

流行性腮腺炎

流行性腮腺炎是由腮腺炎病毒引起的急性传染病，以腮腺肿胀疼痛伴有发热、头痛为特征。儿童多发，全年均可发病，以冬春季多见。本病中医学称之为"痄腮""大头瘟"。其发病原因是风温邪毒侵袭入体后，肠胃积热与肝胆郁火壅遏少阳经脉所致。治疗以清热解毒、散结消肿为主。

野菊花茶

【用药】野菊花15克。

【用法】煎汤代茶饮，每日1剂，连服1周。

【功用】清热解毒。

蒲公英糊剂

【用药】鲜蒲公英适量。

【用法】捣烂如泥，加鸡蛋清1个调成糊状，外敷患处。

【功用】清热解毒，消肿散结。

大青叶敷剂

【用药】大青叶（鲜品）100~300克。

【用法】加白醋适量共捣烂，外敷患处，每天1次，必要时敷2次。药干后加醋使其保持湿润，连敷5天为一疗程。

【功用】清热解毒。

蚤休汁

【用药】蚤休根茎10克。

【用法】用食醋将其磨成浓汁涂患处，每日3次。

【功用】清热解毒消肿。治流行性腮腺炎。

大黄外用方

【用药】生大黄适量。

【用法】研细末，取3~4克，加食醋调成糊状，外敷患处，每日1~2次；也可取大黄粉15克，浸入食醋30毫升中半天，以棉签蘸药液外涂患处，每日6~7次。

【功用】清热解毒，消肿止痛。治流行性腮腺炎。

威灵仙醋

【用药】鲜威灵仙根适量。

【用法】洗净、切细、捣烂，每500克加米醋250毫升，浸于玻璃瓶内，盖紧勿令泄气。3日后取出醋浸液，用棉签蘸涂患处，每2~3小时涂抹1次。

【功用】通络止痛。治腮腺炎，可于1~3日内症状消失。

板蓝根方

【用药】板蓝根15克。

【用法】水煎服，每日1剂；另用药液外敷肿胀处。

【功用】清热解毒，凉血。治流行腮腺炎。

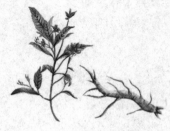

板蓝根

百日咳

百日咳是由百日咳杆菌所引起的急性呼吸道传染病。临床以阵发性痉挛性咳嗽和咳后有特殊的吸气性回声为特征，病程迁延可达 2~3 个月之久，故称为"百日咳"。主要见于儿童。四季均可发生，以冬春季尤多。本病属中医学"顿咳""疫咳"等范畴。

车前子方

【用药】车前子 30 克。

【用法】浓煎，滤液，加蜂蜜 20 克调匀，分 3~4 次服，每日 1 剂。

【功用】清肺祛痰。治百日咳。

川贝母鸡蛋方

【用药】川贝母 3 克。

【用法】研成粉，取 1 个鸡蛋，敲一孔如一分钱硬币大，将川贝粉掺入蛋内，外用湿纸封闭，蒸熟吃，每次 1 个，每天早、晚各 1 次。

【功用】清热润燥，化痰止咳。治百日咳属肺虚者。

百部汤

【用药】百部适量（1 岁 3 克，2~4 岁 6 克，5 岁以上 10 克）。

【用法】水煎取药汁约 30 毫升，加适量白糖，分早、中、晚 3 次服。

【功用】止咳化痰。此方治疗小儿百日咳效果显著，一般服用 3~6 天可痊愈。

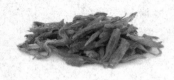

百 部

花生冰糖汤

【用药】生花生仁 40 粒。

【用法】将其用水泡去皮，打碎如泥，加冰糖 12 克，水煮成乳糜状汁液为度，临睡时连渣饮服，连服 3~5 次。

【功用】健脾养胃，润肺化痰。治小儿百日咳及麻疹、肺炎后期遗留的咳嗽有燥象者。

鸡胆汁

【用药】鲜鸡胆 1 只。

【用法】将其挑破取汁，加白糖适量，开水冲服。

【功用】祛痰止咳解毒。治小儿百日咳。因胆汁性寒，胃气弱者慎用。

大蒜泥外敷

【用药】大蒜适量。

【用法】将其捣烂如泥，取如大豆瓣大一团，置于伤湿止痛膏中心，每晚洗足后贴双足涌泉穴，次晨揭去，连贴 3~5 次。

【功用】宣散肺气，止咳。治小儿百日咳。本方亦用于成人咳嗽，不论风、寒、燥咳，均可获效。

疳积

疳积以神萎、面黄肌瘦、毛发焦枯、肚大筋露、纳呆便溏为主要表现的儿科病证。多见于疳积多因饮食不节，乳食喂养不当，损伤脾胃，运化失职，营养不足，气血精微不能濡养脏腑；也因慢性腹泻、慢性痢疾、肠道寄生虫等病，经久不愈，损伤脾胃等引起。

生柚皮方

【用药】生柚皮。

【用法】晒干，瓦上煅黑，研细末，1日2~3次，每次服0.6~0.9克。对乳儿消化不良、腹胀有效。

【功用】消积，理气。用于治疗小儿腹胀。

苦楝皮方

【用药】苦楝皮6克。

【用法】焙灰，研成末煎鸡蛋，空腹服。又方①苦楝子研末，每次服1.5~3克。②苦楝皮放糖煎服。

【功用】行气止痛。用于治疗小儿食积。

番薯叶方

【用药】新鲜番薯叶90~120克。

【用法】水煮淡食其汤。

【功用】润肠通便。用于治疗小儿疳积，夜盲。

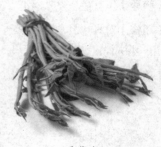

番薯叶

桃树叶贴肚脐

【用药】桃树叶子（以朝阳面上好叶子）。

【用法】洗净放锅内，用水煮，约2小时，将叶取出挤干除去，再熬锅内之汁成膏。摊布上贴肚脐处。

【功用】祛风止痛。用于治疗小儿食积。

蚌肉汤

【用药】鲜蚌肉500克。

【用法】先用冷开水洗净，放入白糖60克浸1小时，蚌肉即慢慢缩小，用汤匙取汁服，每次服3汤匙，1日3次。

【功用】清热，润肠。用于治疗小儿食积。

生姜汁

【用药】生姜15克。

【用法】捣汁饮下。

【功用】祛风散寒，助消化。用于治疗食菱积滞。

白芙蓉花蒸鸡肝

【用药】白芙蓉花30克。

【用法】阴干研末，蒸鸡肝食。

【功用】清热解毒。用于治疗小儿虫积痞块。

山楂子方

【用药】山楂子30粒。

【用法】捣碎煎浓汤饮。

【功用】消食健胃，行气散瘀。用于治疗食肉停滞。

其他儿科疾病

荞麦根方

【用药】荞麦根 1 把。

【用法】水煎加红糖适量服。

【功用】清热解毒。用于治疗小儿牙痛。

生甘草方

【用药】生甘草 3 克。

【用法】每日用甘草煎水拭新生儿口腔，并小量吞下亦可。

【功用】清热祛痰。用于预防口疮。

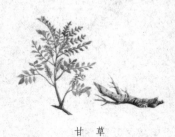

甘 草

天竺子方

【用药】天竺子 15 克。

【用法】水煎服。又方南天竺

子 6 克，水煎服。治小儿支气管炎。

【功用】敛肺止咳。治小儿支气管炎。

苦竹沥方

【用药】苦竹沥 1 杯。

【用法】加温以后频频服。

【功用】清热解毒。本方用于治疗小儿高热痰喘。

芝麻秆方

【用药】芝麻秆（切断）。

【用法】放瓦上烧存性研末。以淡豆腐蘸食。

【功用】清热润燥，健脾利肝。本方用于治疗小儿哮喘。

鸡蛋黄方

【用药】鸡蛋黄 2 个。

【用法】鸡蛋黄放小勺内，炼取油服。本方也可治宿食腹痛。

【功用】滋阴，润燥，止痛。本方用于治疗小儿腹痛。

茶油方

【用药】茶油。

【用法】少许点在脐上，外以火罐拔之。

【功用】清热化湿。本方用于治疗小儿腹痛。

台乌药方

【用药】台乌药 3~6 克。

【用法】水煎顿服。

【功用】行气止痛。本方用于治疗小儿腹痛。

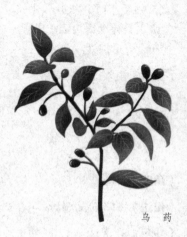

乌 药

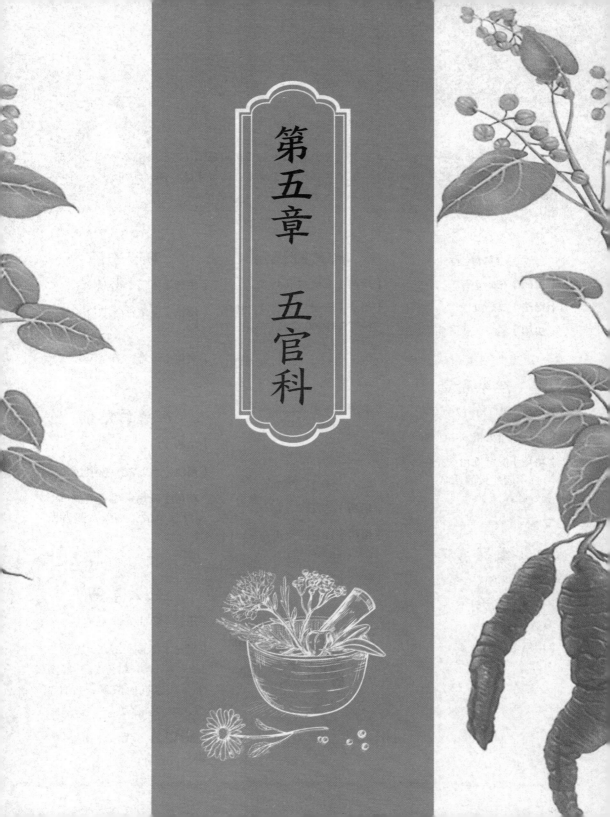

第五章 五官科

牙痛

牙痛是牙齿疼痛的简称，口腔科常见症状之一。牙痛的原因很多，如虫蚀、外感风邪、胃火炽盛、肾虚火旺等病因病机，临床辨证大致可分为：龋齿牙痛、风火牙痛、胃火牙痛、虚火牙痛等。

花椒方

【用药】花椒2粒。

【用法】放痛处咬住。

【功用】消炎，止牙痛。

淫羊藿汤

【用药】淫羊藿12克。

【用法】研为粗末，煎汤漱口。

【功用】温肾固齿，止痛。治肾虚不固所致的牙痛、齿动，无红肿者。

露蜂房汤

【用药】露蜂房15克。

【用法】煎浓汁含漱，每天数次。

【功用】祛风止痛。治风火牙痛。

徐长卿根汤

【用药】徐长卿根12克。

【用法】洗净，加水1500毫升，煎至500毫升，每次30毫升，先用药液漱口1~2分钟后再咽下；也可研末服，每次1.5克。均为每日2次。

【功用】祛风除湿，行气活血。治牙痛。

荔枝核散

【用药】荔枝核适量。

【用法】将上药烧炭存性，研为末，涂搽痛处。

【功用】理气止痛。治牙痛。

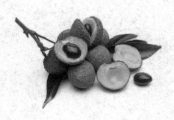

荔枝

五倍子汤

【用药】五倍子15克。

【用法】煎浓汁含漱口，每天数次。

【功用】解毒。治虫牙痛。

白头翁煎剂

【用药】白头翁25克。

【用法】水煎液，频频含漱。

【功用】清热解毒，止牙痛。对牙龈红肿热痛属实热者尤其适宜。

仙人掌汤

【用药】鲜仙人掌35克。

【用法】将刺除去，加水1碗，煎10分钟左右，把汤和仙人掌同时服下，每日2次，早、晚服用。

【功用】行气活血，清热解毒。治牙痛。

丁香散

【用药】公丁香适量。

【用法】研细末，贮瓶备用。用时将丁香粉纳入龋洞内或牙隙处，约数秒钟即能止痛，重者可连续使用2~3次。

【功用】镇痛。对解除龋齿牙痛有效。

玄明粉方

【用药】玄明粉30克。

【用法】将其置于痛牙处，上下牙轻轻咬含，用口涎含化，后将药液吞服，连续使用。

【功用】镇痛，对解除牙痛有效。此方适用于风火牙痛、胃火牙痛，对龋齿痛有一定缓解作用，一般30分钟可止痛。

萹蓄汤

【用药】萹蓄50~100克。

【用法】水煎，分2次服，每天1剂。

【功用】清热利水。治牙痛属火热者。本品苦寒，入膀胱经，功擅利尿，故可使邪热下行，因此用于牙痛症属火热者有良效。一般服药2~3天后牙痛即止。

八角茴香散

【用药】八角茴香适量。

【用法】将上药研末，每用少许撒患处，每日2~3次。

【功用】温中散寒。止牙痛。

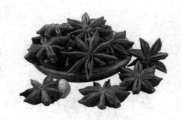

八　角

地龙蜂蜜饮

【用药】地龙20克。

【用法】加蜂蜜适量，水1碗，煎沸后去掉地龙，将蜂蜜水服下，其痛立止。

【功用】通络止痛。治牙痛。

骨碎补散

【用药】骨碎补60克。

【用法】置瓦器上焙干，研为细末，常搽牙，久自愈。

【功用】温肾健骨。治肾虚牙痛。

地骨皮汤

【用药】地骨皮30~50克。

【用法】煎水代茶饮。有龋齿者，可用棉球蘸药液填入清洁过的洞窝。

【功用】清热凉血泻火。治牙龈肿痛、急性牙髓炎属热者，对虚火牙痛尤其适宜。

枸杞子瘦肉汤

【用药】枸杞子30克。

【用法】与猪瘦肉适量同煮食。

【功用】补肾滋阴。治肾阴虚牙痛。症见牙痛隐隐作痛或微痛，牙龈微红微肿，久则龈肉萎缩，牙齿浮动，咬物无力，可兼有腰酸痛，舌红少苔，脉细数。

苍耳子散

【用药】苍耳子6克。

【用法】焙黄去壳，将苍耳子仁研成细末，与鸡蛋1个和匀，不放油盐，炒熟食之，每日1次。

【功用】祛风止痛。治牙痛（牙髓炎）。

牙齿感觉过敏症

牙齿感觉过敏症又称过敏性牙本质或牙本质过敏，是牙齿在受到外界刺激，如温度（冷、热），化学物质（酸、甜）以及机械作用（摩擦或咬硬物）等所引起的酸痛症状，其特点为发作迅速，疼痛尖锐，时间短暂。

核桃仁

【用药】核桃仁适量。

【用法】把核桃仁放入口内反复咀嚼，每次 5~10 分钟，每日 3 次。

【功用】补肾，温肺。本方临床应用治疗牙本质过敏疗效确切。

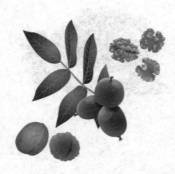

核 桃

红茶

【用药】红茶 30 克。

【用法】上药放入水 1000 毫升，煎沸几次，取下后稍温，先用其汁含漱，然后饮服，1 日至少 2 次或多次，直至痊愈。勿半途而废。

【功用】消炎杀菌。本方主治牙本质过敏，睡前不宜服。

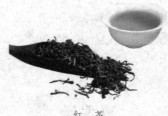

红 茶

牙龈炎

　　牙龈炎是指发生在牙龈组织的急、慢性炎症。牙龈是指覆盖于牙槽突表面和牙颈部周围的口腔黏膜上皮及其下方的结缔组织。牙菌斑是牙龈炎的始动因子，牙龈炎常见表现为牙龈出血、红肿、胀痛，有可能向深层发展导致牙周炎。由细菌感染、外物刺激以及食物嵌塞等均可引起牙龈炎，一般最常见的是以细菌感染为主。

蜗牛壳方

【用药】蜗牛壳 15 克。

【用法】焙研为末，擦患处，每日 2 次。

【功用】本方有消炎止肿，解毒镇痛等功效。

蜜蜂方

【用药】蜜蜂 1 只。

【用法】取活蜜蜂捣烂敷患处。

【功用】彝族民间习用蜜蜂治病。彝医认为蜂为性凉，攻结之物，有泻毒消肿、止牙痛之功。

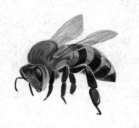

蜜　蜂

两头毛方

【用药】两头毛 15 克。

【用法】用鲜品揉烂嚼汁服，或以干品水煎服，每日 3 次，每日 1 剂。

【功用】本方具有清热解毒、消炎抗感染之功。彝医用以治牙周炎、牙痛、腮腺炎、淋巴结核等效果满意，亦为独特用法。

鲜菊花叶方

【用药】鲜菊花叶 1 把。

【用法】捣细、绞汁服，连服 2~3 次。亦可用菊花叶 1 把、糖 30 克，捣抹肿处。

【功用】清热解毒。用于治疗牙龈炎红肿疼痛。

马齿苋方

【用药】马齿苋 1 把。

【用法】水煎服。

【功用】清热凉血。用于治疗牙龈炎红肿疼痛。

刀豆壳方

【用药】刀豆壳。

【用法】烧存性，研末，取 3 克，加冰片 0.3 克，搽之。

【功用】活血止痛。用于治疗牙龈溃烂，流出臭水。

马鞭草方

【用药】马鞭草 1 米。

【用法】用清水熬 1 小时，取 1 碗，1 次服半碗，隔 2 小时再服。所余半碗，如未痊愈可继服 2 次。

【功用】清热，消肿。用于治疗牙龈炎。

威灵仙方

【用药】威灵仙 10 克。

【用法】水煎，口含每次 10 分钟后吐出，每日 4~6 次。

【功用】祛风湿，通经络。如患者疼痛难忍，可用威灵仙加水捣烂，填塞龋齿，立即止痛。

大黄方

【用药】大黄21克。

【用法】将上药浸醋含口中，每天含3~4次。

【功用】清热泻火。用于治疗齿龈脓肿、流脓。

蒲黄方

【用药】蒲黄适量。

【用法】捣烂为丸置患处。

【功用】止血，化瘀。用于治疗牙龈炎。

山豆根方

【用药】山豆根数片。

【用法】含于牙龈肿痛处。

【功用】清热消肿。用于治疗牙龈炎。

杨梅树皮方

【用药】杨梅树皮适量。

【用法】水煎含服，1日3次。

【功用】消肿止痛。主治牙床溃疡。

山慈菇根茎方

【用药】山慈菇根茎适量。

【用法】水煎漱之。

【功用】清热解毒。用于治疗牙龈炎。

芝麻秆根方

【用药】芝麻秆根适量。

【用法】熬水漱口，以不痛为度。

【功用】消肿止痛。用于治疗牙龈炎。

橄榄核方

【用药】橄榄核适量。

【用法】烧炭存性，敷于齿龈。

【功用】解毒敛疮。用于治疗牙龈炎。

枣核方

【用药】枣核3个。

【用法】放瓦上烧存性，研末，抹患处。

【功用】解毒敛疮。用于治疗牙龈炎。

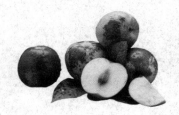

枣

曲莲方

【用药】曲莲1.5克。

【用法】0.5克含于痛处，1.0克用开水送服。1日3次，6日为1个疗程。忌酸、冷、豆类，勿空腹服药。心衰、低热、虚寒患者禁用。

【功用】清热解毒。本方主治牙龈炎，亦可用于治疗风火牙痛、口腔炎、舌炎、扁桃体炎、咽炎、喉炎等病。

牙龈出血

牙龈出血是口腔疾病的常见症状之一，是牙龈自发性的或由于轻微刺激而引起的少量出血。本病属中医学"齿衄"范畴。多为胃经实火和肾经虚火上炎或精气亏损、气血不足、气不摄血而成。

芦根汤

【用药】芦根60克。

【用法】水煎，去滓，代茶饮。

【功用】清热安胃生津。治牙龈出血属热者。

玄明粉

【用药】玄明粉适量。

【用法】研细末，将药末渗入患处。

【功用】治牙龈出血，可收止血的效果。

生竹茹汤

【用药】生竹茹60克。

【用法】用醋煎煮后含漱，每日多次。

【功用】清热，收敛，止血。治牙龈出血。

石榴皮汤

【用药】石榴皮适量。

【用法】煎水，漱口，不能咽下。

【功用】收敛止血。治牙龈出血不止。

栀子散

【用药】栀子适量。

【用法】炒黑，研粉，用棉球蘸药粉抹于出血部位，闭口并使颊唇紧含药棉，约10分钟后吐去棉球。如出血未止，如法再治。

【功用】清热凉血。治牙龈出血。

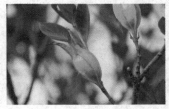

栀 子

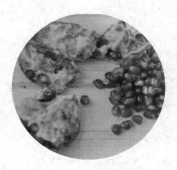

石榴皮

口腔炎

口腔炎是指口腔黏膜的各种炎症。多由细菌、念珠菌或病毒等所致，亦可由局部非特异性刺激引起。主要表现为口唇、舌尖、舌面、颊内或齿龈等处红肿、糜烂、溃疡、疼痛等。本病相当于中医学"口疮""口疳"等范畴。多因胃肠积热、心火上炎，或素体阴虚、虚火上浮所致。可选用清热解毒，通便泻火等方法。

玄明粉

【用药】玄明粉适量。

【用法】每次9克，冲服，空腹服，日2次。

【功用】清心泻脾。治心脾郁火所致的疱疹性口腔炎。

大黄汤

【用药】生大黄9~24克。

【用法】煎取药液150~500毫升（每剂最多使用2天）供漱口、湿热敷或洗涤用，每日4~6次。

【功用】清热解毒，泻下通便。治一般金黄色葡萄球菌感染的口腔炎、口唇溃疡、皮肤毛囊炎、头部疖肿等炎性疾患。

羚羊角粉

【用药】羚羊角适量。

【用法】每次0.5克，连续服用4次。

【功用】清泻肝热。治口疮。

柿蒂汤

【用药】柿蒂5~6个。

【用法】用300毫升水，熬到水剩半量为止，漱口，每日2~3次。

【功用】温中下气。治口腔发炎。

山药汤

【用药】山药20克。

【用法】水煎，加冰糖30克，分早、晚2次服，每天1剂。

【功用】补脾胃，益肺肾。治溃疡性口腔炎。

珍珠层粉

【用药】珍珠层粉适量。

【用法】取上药1克口服，每日3次。外以少许珍珠层粉撒于溃疡面上。

【功用】生肌敛疮。治口腔溃疡。

大青叶方

【用药】大青叶适量。

【用法】取汁洗。

【功用】清热，凉血。本方主治口疮。

旋覆花方

【用药】旋覆花（煅存性）适量。

【用法】研末香油调搽。

【功用】降气，消痰。本方主治口疮。

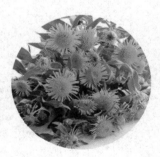

旋覆花

口臭

　　口臭是指口中时有秽浊臭气。口臭既可以是内脏失衡的反映，也可以是口腔、鼻腔疾病（如蛀牙、鼻窦炎）的表征。中医认为本症多由胃肠不清，浊气上逆，或因胃火偏盛，或因胃中虚火上蒸所致。

公丁香方

【用药】公丁香 1~2 个。

【用法】时时含之。

【功用】芳香健胃，除口臭。治口臭。

老丝瓜汤方

【用药】鲜老丝瓜 1 根。

【用法】将其洗净，连皮切段，加水煎煮 30 分钟后放盐，再煮 30 分钟即成，日服 2 次。

【功用】清热洁齿，除口臭。治口气热臭。

藿香饮

【用药】藿香适量。

【用法】洗净煎汤，时时噙漱，亦可用开水冲泡代茶饮用。

【功用】芳香化湿，除口臭。治口臭。

白芷散

【用药】白芷适量。

【用法】焙干研末，饭后服 3 克，白开水送下。

【功用】芳香解秽，可除口臭。

荔枝肉方

【用药】荔枝肉 1~2 枚。

【用法】每晚临睡时口含之，次晨吐去，连用 7 天即可见效。

【功用】芳香解秽，可除口臭。

柚子汤

【用药】柚子适量。

【用法】煎汤饮之，或吃柚子肉。

【功用】消食健脾，醒酒解秽。可除饮酒口臭。

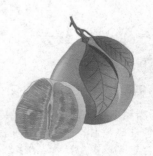

柚 子

砂糖方

【用药】砂糖适量。

【用法】食韭菜后，嚼砂糖或饮砂糖水。

【功用】润肺健脾。可消除食大蒜、韭菜所产生的口臭。

黑枣方

【用药】黑枣适量。

【用法】食大蒜时，先食黑枣数枚。

【功用】健脾和胃。可减轻食蒜口臭。

扁桃体炎

急性扁桃体炎是指腭扁桃体的急性炎症，多在机体抵抗力降低时感染细菌或病毒所致，以起病急、咽痛为主要特点，伴有畏寒、发热、头痛等症状。检查时扁桃体明显充血、肿大，甚至可见到脓性分泌物。本病相当于中医学"乳蛾"范畴。发于单侧的称"单蛾"，发于双侧的称"双蛾"。

荔枝草方

【用药】鲜荔枝草 50 克。

【用法】每日 1 剂，水煎服。

【功用】清热解毒。本方治疗急性扁桃体炎及咽喉肿痛，有非常显著效果，经治多例，1 剂见效，2~3 剂即可痊愈。荔枝草分布广，采集易，生长季节为冬、春和初夏。随采随用。

山慈菇方

【用药】山慈菇适量。

【用法】研细末，米泔水调服，成人每次服 9 克，儿童酌减。

【功用】清热解毒。用于治疗慢性扁桃体炎。

唐松草方

【用药】唐松草 50 克。

【用法】以上药研末，吹末于扁桃体上；也可用本品 15 克水煎服，日服 3 次，每日 1 剂。

【功用】本方乃四川凉山地区彝医治疗喉疾，即咽炎、喉炎、扁桃体炎的有效方剂，有清热、解毒、消炎的功效。

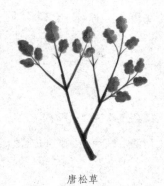

唐松草

千里光方

【用药】千里光 60 克。

【用法】每天 1 剂，煎 2 次，每次煎 30 分钟，分 2 次内服。

【功用】清热利湿。用于治疗急性扁桃体炎。禁忌辛辣食物。一般 2~3 天治愈。

一枝黄花方

【用药】一枝黄花 15 克（鲜品加倍）。

【用法】水煎代茶饮，每日 1 剂。另用鲜一枝黄花适量，捣烂绞汁，加食盐、醋少许拌匀，含咽。

【功用】清热解毒，疏散风热。此法治疗急性扁桃体炎。

怀牛膝根方

【用药】怀牛膝根（即臭花娘子草）适量。

【用法】捣汁，服 1 小杯，不愈，再服 1 小杯。也可煎汤作含漱剂，又可研末作吹药用。

【功用】逐瘀通经。用于治疗急性扁桃体炎。

猪胆方

【用药】猪胆 1 个。

【用法】取鲜胆汁兑水含漱口腔，每日数次。也可内服猪胆（鲜干均可）。每日 1 次，每次服 1 克。

【功用】本方具有解毒消肿、清热润燥之功效。彝族常用其治咽喉肿痛，疗效较好。

土牛膝根方

【用药】鲜土牛膝根 30~60 克。

【用法】捣汁徐徐咽下或入煎剂服。又可煎汤熏患处或漱口或研末加冰片吹喉，如果捣汁单服，服后往往能吐出痰涎。孕妇忌服。

【功用】活血通经。用于治疗扁桃体周围脓肿。

皂角刺方

【用药】皂角刺 15 克。

【用法】煎沸，盛入茶具，患者张口近之，熏其热气，移时再煎再熏，则痈肿自破；也可用皂角子 1 枚，研末加冰片少许，吹患处。

【功用】消肿排脓。用于治疗扁桃体周围脓肿。

旱莲草方

【用药】旱莲草适量。

【用法】将上药捣烂取汁，加少许蜂蜜调匀涂患处，每日 1 次。

【功用】本方具有清热解毒，抗炎消肿之功效。

藕节方

【用药】藕节适量。

【用法】将藕节放入盐缸半个月后即可用，同时切片含服。

【功用】本方有消炎作用。适用于扁桃体炎。

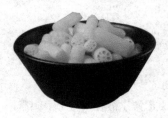

藕节

淫羊藿方

【用药】淫羊藿 20 克。

【用法】将淫羊藿置锅内以文火焙焦后，加糖水 150~200 毫升，拌匀焙干。再加水 400 毫升，煎至 350 毫升左右，稍凉即服。一般服药 1 次即可，未愈者可加服 1 次。临床症状较重者，可先服米醋 20 毫升，10 分钟后服药。用本法 2 次无效者，改用他法。

【功用】祛风除湿。适用于扁桃体炎。

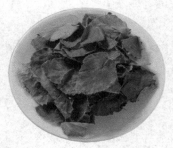

淫羊藿

急性咽喉炎

急性咽喉炎包括急性咽炎、急性喉炎。急性咽炎是咽黏膜、黏膜下组织的急性炎症，以咽痛、咽痒、咽干，咽部有异物感、痰黏感，刺激性干咳为特征，属中医学"急喉痹"范畴。急性喉炎是喉腔黏膜特别是声带黏膜的急性炎症，以喉痛及声音哑甚至失声为特征，属中医学"急喉痛"范畴。两者常为上呼吸道感染的一部分，常同时并发，故临床通称为急性咽喉炎。本病多由内有郁热，复感外邪，内外夹攻于咽喉所致。治疗时，宜选用疏风解表、泻热解毒、清热利咽等方法。

芒硝方

【用药】芒硝4克。

【用法】将其放入口中含化，随着唾液缓慢咽下，每小时1次。

【功用】泻热解毒，散结消肿。治急性咽炎。

藕节方

【用药】生藕节数枚。

【用法】去毛洗净，放食盐中贮存2周以上。用时取出藕节，开水洗后放口中含服，每次1枚，每日2次。

【功用】凉血利咽。治急性咽喉炎。

鲜芝麻叶方

【用药】鲜芝麻叶6片。

【用法】洗净，嚼烂慢慢吞咽，每日3次，每次6片叶，连服3天。

【功用】泻热解毒。治急性咽喉炎。

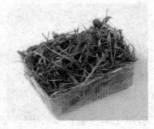
芝麻叶

白矾散

【用药】白矾15克。

【用法】将其放入干锅制成枯矾，研细末，取适量用管吹入喉部，2~3次即愈。

【功用】化痰饮，通壅塞。治咽炎。

三七茶

【用药】三七1~3克。

【用法】切成小碎块，开水泡当茶饮。

【功用】散瘀止血，消肿定痛。治急性咽喉炎。

射干膏

【用药】射干根150克。

【用法】加入猪油300毫升中，文火煎至射干焦黄，去渣冷却成膏。每次1匙，每日4~5次，含服。

【功用】清热解毒，消痰利咽。治急、慢性单纯性咽喉炎。

无花果散

【用药】鲜无花果适量。

【用法】晒干，研末，吹喉。

【功用】清热解毒利咽。治咽喉痛。

络石藤汤

【用药】络石藤60克。

【用法】切段，以水500毫升，煮取250毫升，去滓，慢慢咽下。

【功用】凉血消肿。治喉痹咽塞，咽喉肿痛。

射干汤

【用药】射干10~20克。

【用法】煎浓汁，每次服100毫升，每日服2次。

【功用】清热解毒，消痰利咽。治咽肿痛。一般1~3天即获显效。

甘草汤

【用药】甘草6克

【用法】加水600毫升，煮取300毫升。去滓。每次温服150毫升，一日2次。

【功用】清热解毒。治咽痛，兼治舌肿。

桔梗汤

【用药】桔梗60克。

【用法】水煎，早、晚2次分服，每天1剂。

【功用】开宣肺气。治急性咽喉炎。一般用药1~2剂即可见效。

荸荠汁

【用药】荸荠适量。

【用法】洗净去皮，捣烂取汁，以汁漱喉，徐徐咽下，每日数次。

【功用】清热利咽，凉血利膈。治咽喉肿痛。一般用药1~2剂即可见效。

马勃汤

【用药】马勃3~6克。

【用法】布包煎，每日2次。

【功用】清肺利咽。治咽喉肿痛，对咽红干痛者尤其适宜。

细辛散

【用药】细辛5克。

【用法】焙干研细末，加少量食醋调成糊状，敷于脐部，外用伤湿膏固定，夜敷晨取，连贴4次。

【功用】引火归元。此方用于防治喉痹疗效颇佳。

木蝴蝶茶

【用药】木蝴蝶3~6克。

【用法】沸水冲泡，加冰糖适量代茶饮，每日1~2剂。

【功用】清热利咽。治咽喉肿痛。

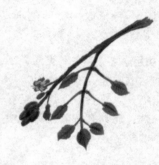

木蝴蝶

白菊花方

【用药】白菊花9克。

【用法】煎汤代茶喝

【功用】清热解毒。用于治疗急性喉炎，喉痛咳嗽。

慢性咽喉炎

慢性咽喉炎包括慢性咽炎、慢性喉炎。慢性咽炎是指咽部黏膜慢性充血或增厚或萎缩，主要症状特点是咽部异物感，痒而作咳，声音或嘶哑或变调，属中医学"慢喉痹"范畴。慢性喉炎是喉腔黏膜及声带弥漫性血肿，以长期声嘶，喉部干燥，有黏痰不易咳出为特征，属中医学"慢喉喑"范畴。两者常由急性咽炎或急性喉炎治疗不彻底转化而来。因常同时见到，故临床通称为慢性咽喉炎。

苦玄参方

【用药】苦玄参（又名控山来）2 叶片。

【用法】鲜、干品均可，采回阴干，每日取 1~2 叶泡水，代茶饮。

【功用】本方对各种炎症，诸如咽喉肿痛、扁桃体炎口舌生疮、风热感冒，均有良好功效，还具有解除疲劳、增进饮食之功。

虎掌草方

【用药】鲜虎掌草 30 克。

【用法】水煎 1 小时，每剂分 2 次服。

【功用】本方可清热解毒，对于喉炎有较好疗效。

雪梨方

【用药】雪梨 2~3 个。

【用法】去皮捣汁或磨成浆饮。又方①梨汁加入橘皮汤中服。②雪梨 1 个去核，填入川贝母末 3 克，加蜜 30 克，同蒸服。

【功用】清热润燥。用于治疗急性喉炎，咳嗽声哑。

蚯蚓方

【用药】蚯蚓 1 条。

【用法】将蚯蚓（白颈者为佳）捣烂，以开水冲，沉淀后除去泥，冷饮服，每日 1 剂。

【功用】本方有清热、凉血、散肿之功效，适用于治疗咽喉发炎红肿，饮食难进等症。服本方后应避风，忌食鸡肉。

甘草方

【用药】甘草 50 克。

【用法】采其根、茎，洗净，切片晒干备用。水煎口服或当茶泡饮。每日 1 剂。

【功用】清热解毒。本方治疗急慢性喉炎、扁桃体炎，效果良好。本方当茶泡饮，长期服用有护喉作用。

诃子方

【用药】诃子 1 个。

【用法】含口内，慢慢嚼咽其汁。又方诃子与甘草、白糖同炖服。

【功用】降火利咽。用于治疗慢性喉炎，声哑不能言。

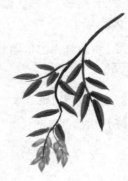

诃 子

余甘子方

【用药】余甘子 30 克。

【用法】嚼服或水煎服，每日 1 剂。

【功用】本方具有清热消肿功效，对喉炎有较好疗效。

甘草茶

【用药】生甘草 10 克。

【用法】开水泡后当茶饮，甘味不明显时弃之，连续服至症状全部消失为止。

【功用】清热解毒，去咽痛。治慢性咽炎。治疗期间禁食鱼、辣、糖等食物。

玄明粉方

【用药】玄明粉适量。

【用法】每次 3 克，冲服，空腹下，日 3 次。

【功用】清热导滞，消肿散结。治少阳、阳明火结之慢性咽炎。

杏仁散

【用药】杏仁 500 克。

【用法】将其炒干、粉碎，加红糖适量搅匀口服，每次 6 克，日 3 次。

【功用】化痰利气解郁。治气滞痰郁所致的慢性咽炎。

生半夏方

【用药】生半夏 6 克。

【用法】加醋 30 毫升、水 300 毫升，微火煮沸 30 分钟，去渣，加鸡蛋 1 个搅匀，再煮沸即得。不拘时服，以少含咽为佳，使药力持久作用于咽部。

【功用】化痰散结。治慢性咽炎、慢性扁桃体炎。

熟附子方

【用药】熟附子适量。

【用法】将其用水蜜浸泡，质地变软后，文火煮 30 分钟，取附子 1~2 克放口中徐徐含咽，每日 3~5 次。

【功用】温肾扶阳，引火归原。治阳虚无根之火上扰所致的慢性咽炎。症见咽喉微痛，不红不肿，手足不温。对咽喉红肿热痛者不宜用。

枇杷叶汤

【用药】枇杷叶 30 克。

【用法】刷去纤毛，水煎液分 2 次温服。

【功用】清肺化痰止咳。治慢性咽炎（梅核气）。

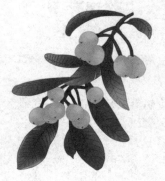

枇　杷

吴茱萸散

【用药】吴茱萸 60 克。

【用法】研末，分成 4 份。每次 1 份，以盐水调敷于足心（涌泉穴），每日 1 次。

【功用】引火归原。治慢性咽炎。

咽异感症

　　咽异感症又称咽部神经症，是患者自觉咽喉中有异常感觉，检视咽喉，并无异常的一种病症。临床表现为自觉咽喉中有异常感觉，如有物梗，咯之不出，吞之不下，不疼不痛，不妨碍饮食，其症状每随情志之波动而变化，时轻时重。

玫瑰花茶

【用药】玫瑰花适量。

【用法】阴干，每次5克，冲开水代茶饮。

【功用】疏肝解郁。治咽异感症。

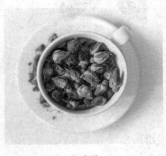

玫瑰花

泽漆汤

【用药】鲜泽漆6克。

【用法】加水200毫升，文火煎至100毫升，纳白糖适量矫味，少量频服，每日1剂。

【功用】化痰散结消肿。治痰气交阻之咽异感症。

佛手汤

【用药】佛手150克。

【用法】加水600毫升，煎至300毫升。每次20毫升，每日4次，慢慢服下。

【功用】疏肝解郁，理气化痰。治痰气交阻之咽异感症。

威灵仙汤

【用药】威灵仙30克。

【用法】水煎服。

【功用】宣壅通滞，除骨鲠。治咽异感症。

厚朴花汤

【用药】厚朴花9克。

【用法】水煎代茶，频服。

【功用】行气宽中，开郁化湿。治咽异感症。

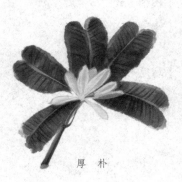

厚朴

骨鲠

骨鲠是指鱼骨或其他骨类鲠于咽喉或食管，以致咽喉疼痛，影响吞咽。若用内服疗法无效者，应及时配合使用其他疗法或行手术治疗。

橄榄汤

【用药】橄榄 15 克。

【用法】打碎，加水 600 毫升，煎至 400 毫升，每隔 30~60 分钟吞咽药液 1 次，每次服 20~60 毫升。

【功用】清肺利咽。治鱼骨鲠喉。

威灵仙汤

【用药】威灵仙 30 克。

【用法】加水 2 碗，煎成 1 碗。于 30 分钟内慢慢咽完，每日 1~2 剂。

【功用】宣壅通滞。治骨鲠咽喉及食管。骨鲠合并食管感染者，需在医生指导下酌情加用抗生素。

橘皮方

【用药】橘皮适量。

【用法】常含橘皮即下。

【功用】行气化痰，降逆止呕。治鱼骨鲠在喉中。

生龙骨汤

【用药】生龙骨 30 克。

【用法】温开水 50~60 毫升冲服；小儿 1 次 15 克，用温开水 30~40 毫升冲服。未愈者可立即重服 1 次。

【功用】软坚散结。治骨鲠。

鸡内金散

【用药】鸡内金 6 克。

【用法】炒焦，研为细末，分 2 次吞服。

【功用】健胃消食。治诸骨鲠咽。

饴糖方

【用药】饴糖适量。

【用法】取饴糖 1 块，如鸡蛋黄大小，吞服。

【功用】缓急止痛。治诸鱼骨鲠在喉中。

淫羊藿汤

【用药】淫羊藿 15~20 克。

【用法】将其置于锅内，以文火焙焦后，洒入饱和糖水（白糖、红糖均可）150~200 毫升，拌匀焙干。再加水 400 毫升，煎至 350 毫升左右，稍凉即服。一般服药 1 次即可，未愈者可加服 1 次。临床症状较重者，可先服米醋 20 毫升，10 分钟后服药。若连续几次应用本法无效者，应及时配合使用他疗法或行手术治疗。

【功用】祛风除湿。治骨块鲠食管。

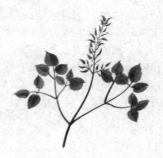

淫羊藿

声音嘶哑

声音嘶哑俗称哑嗓子，就是嗓音变粗、沙哑，甚至说不出话来。常见病因大多是由于过度发音，长时间讲话，高声喊叫，长时间啼哭，或者用声不当，经常烟酒刺激所引起的声带息肉、声带小结、慢性喉炎等。另一类是急性咽喉炎，常因感冒发热后出现，伴有喉痛、吞咽痛。

半夏米醋蛋清方

【用药】半夏 15 克。

【用法】加水 400 毫升煎 20 分钟去渣，加米醋 20 毫升，半冷后加鸡蛋清 2 个搅匀，徐徐含咽，每日 1 剂。

【功用】化痰散结。治突发性音哑。

蜜姜米

【用药】鲜生姜 200 克。

【用法】洗净，切碎如大米粒，置有容器内，加蜂蜜适量，以淹没姜米为度，拌匀后加盖放阴凉、通风处备用。用时取蜜姜米半匙，口含缓缓吞咽，始感蜜甜，渐至姜辣，待蜜味将尽，姜辣缓减后，则嚼细吞食，每日 3~5 次，至咽喉爽利、发音正常为止。

【功用】利咽喉。凡咽喉不利，声音不扬，发音困难，或声音嘶哑者，无论新久，皆可服食。服药期间，凡烟、酒、醋、醪糟绝对禁食，少食辣椒、大蒜、花椒、葱及韭菜等。

蝉蜕冰糖汤

【用药】净蝉蜕（去足土）18 克。

【用法】加少许冰糖，以白开水泡之代茶饮，每日 1 剂。

【功用】疏风散热，清利咽喉。治外感、情志忧郁等所致猝然失音或声音嘶哑。一般服 2~3 剂即愈。

鲜苍耳根茎汤

【用药】鲜苍耳根茎 250 克。

【用法】洗净，加水 1000 毫升，煎沸 20 分钟即可，加食盐少许调味，每日 1 剂，代茶频饮。

【功用】止咳清咽。治咳嗽失音。

血余炭

【用药】血余炭 3 克。

【用法】晨起开水或淡盐水冲服，7.10 天为一疗程。

【功用】止血，化瘀。治功能性失音。

罗汉果茶

【用药】罗汉果 1 个。

【用法】将其打碎，用沸水泡，代茶饮，徐徐咽下。

【功用】清肺化痰，润喉。治失音、咽喉疼痛。

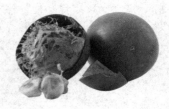

罗汉果

鼻炎

鼻炎是指鼻腔黏膜出现炎症，一般包括急性鼻炎、慢性鼻炎、萎缩性鼻炎、过敏性鼻炎。其临床主要表现为鼻塞、鼻痒、喷嚏、流涕、嗅觉障碍及头痛。急性鼻炎是鼻腔黏膜的急性炎症，主要由病毒、流感病毒等引起，通常称为伤风或感冒。慢性鼻炎临床上分慢性单纯性鼻炎和慢性肥厚性鼻炎，是鼻腔黏膜的慢性炎症，常由急性鼻炎反复发作或治疗不彻底引起的，相当于中医"鼻窒"。萎缩性鼻炎病因目前仍然不明，相当于中医"鼻槁""臭鼻症"。过敏性鼻炎是由于机体对某种物质过敏而引起，属变态反应性疾病。

青苔方

【用药】青苔（鲜者）适量。

【用法】用小刀从潮湿处刮下青苔装干净瓶内，后用消毒纱布包药卷成小条，放入鼻孔内，交替塞，每3~4小时更换1次，一般5天即愈。

【功用】抗感染消炎。主治慢性鼻炎、鼻窦炎。初时鼻塞加重，嗅觉丧失1天左右，第3天患者可闻到清凉味，随即打喷嚏、流涕、鼻塞症状减轻。第4~5天鼻塞消失，鼻翼无压痛而痊愈。鼻窦炎需10~15天痊愈。

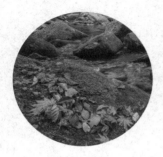

青苔

紫皮大蒜方

【用药】紫皮大蒜适量。

【用法】取汁过滤，以生理盐水配成40%溶液或以甘油配成50%溶液。先将患者鼻腔痂皮抹净，用小棉球浸透药液放入鼻腔内，约3小时后取去，每日1次，10日为1个疗程。

【功用】散寒，解毒。主治萎缩性鼻炎。

通关散方

【用药】通关散1克。

【用法】将通关散研成细末，用少许搽在鼻孔外引起打喷嚏，鼻子即通。

【功用】通关开窍。除用上方外，加用针灸及背部大面积拔罐，疗效更佳。

斑蝥方

【用药】斑蝥1只。

【用法】将斑蝥研为细末，备用。将斑蝥粉少许，置于两眉中间（印堂穴），外用胶布贴紧固定。晚贴早揭，揭后起小水泡，泡破作局部消炎处理。

【功用】破血逐瘀，消肿止痛。主治慢性鼻炎、副鼻窦炎。

辛夷花方

【用药】辛夷花（又名木笔花、迎春花、望春花、玉兰花）9克白糖适量。

【用法】水煎服，也可用豆腐2块与花同炖服。

【功用】散风寒，通鼻窍。主治慢性鼻炎、副鼻窦炎。

苍耳子方

【用药】苍耳子。

【用法】去壳研细末，每次服3克，1日2~3次。也可炼蜜为丸，每次服6克，开水送服，1日2~3次。又可水煎服。每剂6克，分2次服。

【功用】祛风散热。适用于治疗过敏性鼻炎、慢性鼻炎、副鼻窦炎。

石胡荽方

【用药】石胡荽适量。

【用法】取石胡荽揉绒塞入鼻孔内，每日2次，连用3天。

【功用】通窍散寒，散瘀消肿。本方为贵州彝族民间习用单方，治鼻炎、鼻窦炎有效。

鹅不食草方

【用药】鹅不食草（又名石胡荽）。

【用法】取鲜者微炒，研细，嗅入鼻中；或取药末6克加冰片0.3克，研匀，吹鼻。也可取鲜者捣烂，塞入鼻中或挤汁滴入鼻中。又可取鹅不食草药末，制成10%凡士林纱布条条塞鼻，每次放1小时或1.5小时，取出，每2周为1个疗程。亦可用作内服，水煎剂量为30克，研末，每次服6~9克，开水调服。又方①鹅不食草9克，薄荷、白芷各3克，共研细末，嗅入鼻中。②鹅不食草3克、薄荷叶1.5克、辛夷花3克、冰片0.3克，同研细，吹鼻中。

【功用】祛风散寒，通鼻塞。用于治疗过敏性鼻炎。

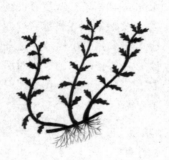

鹅不食草

斑蝥方

【用药】斑蝥适量。

【用法】将斑蝥炒酥，研末过筛，装瓶备用。用时，取1厘米长宽的胶布1块，中央剪一黄豆大孔隙，贴患者的内关或印堂穴上，暴露穴位，放置少许斑蝥粉于穴上。另取同样大的胶布1块，覆盖在胶布上。用药24小时后，揭去胶布，穴位表皮上可出现水泡，不须处理。待水泡自行吸收后，再贴第2次，直至痊愈。

【功用】破血逐瘀，消肿止痛。

红辣蓼叶方

【用药】红辣蓼叶（鲜）适量

【用法】将鲜的红辣蓼叶搓烂，于晚睡时塞1侧，左右交替，数日即愈。

【功用】本方抗感染消肿、通窍醒脑，为慢性萎缩性鼻炎的最佳良方。

王不留行方

【用药】王不留行适量。

【用法】研为末，取少许每日嗅吸2~3次。

【功用】活血通经。用于治疗急慢性副鼻炎。

鼻窦炎

鼻窦炎是指鼻黏膜的化脓性炎症，是一种鼻科常见病。临床分急性和慢性两种。急性鼻窦炎多继发于急性鼻炎，以鼻塞、流脓涕和头痛为主要症状。慢性鼻窦炎多因急性鼻窦炎迁延不愈转化而来，主要表现为鼻塞、流涕、头痛及嗅觉障碍等。本病属中医学"鼻渊"范畴。

鲜大蓟根方

【用药】鲜大蓟根 90 克。

【用法】洗净后，与鸡蛋 2~3 个同煮，吃蛋喝汤，忌食辛辣等刺激性食物。

【功用】清热除湿，凉血止血。治副鼻窦炎。

露蜂房方

【用药】露蜂房适量。

【用法】每天嚼服 3 次，每次嚼服 2 立方寸（即每块大小约 1.5×5×7 寸）。一般 3~5 天即有良效。（注：1 寸为 3.33 厘米）

【功用】祛风止痛，攻毒消肿。治鼻窦炎。

辛夷煮蛋方

【用药】辛夷 9 克。

【用法】与鸡蛋 3 个同煮，吃蛋饮汤。

【功用】散风寒，通鼻窍。治鼻窦炎、鼻炎。

鱼腥草汤

【用药】鲜鱼腥草适量。

【用法】洗净后捣烂，绞汁滴鼻，每次 2~3 滴，每日 3~5 次。另取鲜鱼腥草 100~200 克（干品 50~60 克），水煎，早、晚各服 1 次。15 天为一疗程。

【功用】清热解毒消痈。治急性鼻窦炎属热壅肺证者。

熟艾叶方

【用药】熟艾叶适量。

【用法】将其研碎成绒，装入烟筒内吸食（勿将烟吸入肺内而只达鼻咽部即可），每日 3~5 次。1 个月为一疗程，疗程间隔 1 周。

【功用】温经散寒。治慢性鼻窦炎。

牛蒡子汤

【用药】牛蒡子 20 克。

【用法】水煎，含漱频服。

【功用】通鼻窍。治各种鼻炎、鼻窦炎。

藿香丸

【用药】广藿香适量。

【用法】将其研末，以猪胆汁和丸如梧桐子大，每服 15 克，以苍耳子 9 克煎汤送下。食后服，每日 2 次。

【功用】清风热，通鼻窍。治鼻渊流黄浊鼻涕，涕黏稠如脓。该方对慢性鼻炎、鼻窦炎、过敏性鼻炎属风热痰浊者有效。

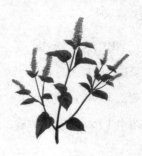

广藿香

鼻出血

鼻出血是临床常见症状之一，多因鼻腔病变引起，也可由全身疾病所引起。鼻出血多为单侧，亦可为双侧；可间歇反复出血，亦可持续出血；出血量多少不一，轻者仅鼻涕中带血，重者可引起失血性休克，反复出血则可导致贫血。多数出血可自止。本病相当于中医学"衄血""鼻衄"范畴。多因肺热上蒸，胃经积热，肝火上炎，逼血逆行或风热外感，燥邪外袭等所致。

白花荚竹桃花方

【用药】白花荚竹桃花 2 克（干品 0.16~0.25 克）。

【用法】泡水当茶饮。每日 1 次。

【功用】活血祛瘀。本方治疗鼻出血，无论是血小板减少或鼻黏膜破裂所致，均有效。

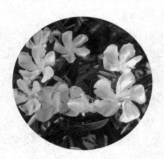

白花荚竹桃花

细叶紫珠根方

【用药】细叶紫珠根 20 克。

【用法】水煎内服，1 日 3 次。

【功用】本方有清热凉血，健脾理气之功用。哈尼族民间常用于治疗鼻出血，疗效确切。同时也用于治疗妇科经期长，经血过多等症。

生茅根方

【用药】生茅根 30 克。

【用法】水煎冷服，亦可加白糖同服。

【功用】凉血止血。又方治鼻出血及习惯性鼻出血，白茅花 9~15 克，水煎服。

鲜生地方

【用药】鲜生地 30 克。

【用法】捣汁炖温服，再以渣塞鼻。

【功用】凉血止血。治鼻出血及习惯性鼻出血。亦可用干生地 18 克，用开水浸泡后，捣汁服。

酸醋方

【用药】酸醋适量。

【用法】用棉花搓成团浸湿，塞鼻孔内。

【功用】杀菌，通鼻。治鼻出血及习惯性鼻出血。

龙眼核方

【用药】龙眼核适量。

【用法】去黑皮后研细末，棉花沾水后蘸粉，塞鼻孔。

【功用】理气止痛，止血散结。治鼻出血及习惯性鼻出血。

草决明方

【用药】炒草决明 6 克。

【用法】研细末吹鼻。

【功用】清热解毒。治鼻出血及习惯性鼻出血。

耳鸣、耳聋

耳鸣是各种病变引起的一种听觉异常，常常是耳聋的先兆，因听觉机能紊乱而引起。

耳聋是指听力减退，甚至完全丧失的一种症状。按性质分为器质性与功能性两大类。耳聋可以是许多疾病的一个伴随症状，也有单独发作者。

路路通汤

【用药】路路通 15 克。

【用法】水煎频服，每日 1 剂。

【功用】疏肝和络，利水除湿。治脾胃虚弱，清阳不升之耳鸣。治耳鸣、听力减退，头晕神疲，饮食不佳，少气懒言，腹胀便溏。

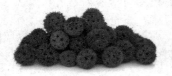

路路通

草乌酒精液

【用药】生草乌 15 克。

【用法】将其浸泡于 75% 酒精 50 毫升中，1 周后就可滴用。每天滴患耳 1~2 次。每次滴 2~3 滴。一般 3 次就可治愈，不可内服。

【功用】散寒除湿，搜风止痛。治神经性耳鸣。

生地黄方

【用药】生地黄适量。

【用法】切断，纸包，火煨，塞耳数次。

【功用】凉血生津。治肾虚耳鸣。症见耳鸣如蝉，由微渐重，夜间较甚，伴腰膝酸软等。

仙鹤草汤

【用药】新鲜连根仙鹤草 150 克。

【用法】加水浓煎频饮，每日 1 剂。

【功用】缓解链霉素毒副反应。此方治疗肌内注射链霉素所致的耳失聪者，连服 10 剂，听力复常。

巴豆蛋汁

【用药】巴豆 1 粒。

【用法】取鸡蛋 1 个，于一端开一小孔，将巴豆去皮、去心膜，由小孔放入蛋内，搅匀，取汁滴耳，每天 2~3 次，每次 1~2 滴，连续用药 3 个月。

【功用】泻下寒积，逐水退肿，祛痰利咽。治耳聋。

食盐方

【用药】食盐适量。

【用法】将其炒热，装入布袋中为枕，以病耳伏于其上，袋凉则换。

【功用】清火，凉血，解毒。治耳鸣。

中耳炎

中耳炎是由病毒或细菌引起中耳部位发生炎性变化的一种耳病。可分为急性和慢性两类。两者又可各分为非化脓性和化脓性两种。临床上多见于儿童。急性非化脓性中耳炎的症状仅表现为一般的上呼吸道感染，没有耳痛和耳道流水，可有轻度听力障碍。成人可自觉耳闷、耳鸣、耳聋、内耳剧痛。急性化脓性中耳炎可有发热、耳痛、听力减退、脓液外流等症。如反复流脓，可转变为慢性。

桑叶汁

【用药】鲜桑叶数片。

【用法】洗净后，捣烂取汁，每次滴入耳内 1~2 滴，每日 3 次。

【功用】疏风清热。治化脓性中耳炎。

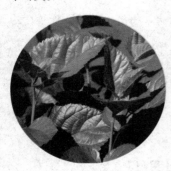

桑 叶

麝香酊

【用药】麝香 1 克。

【用法】溶于 75% 酒精 10 毫升内，贮于瓶中，勿令泄气，密封 7 天后备用。用时先用消毒棉签将耳内脓液拭净，再用滴管取麝香酊 1~2 滴滴入耳内，然后用消毒棉球塞于外耳道，隔日 1 次。

【功用】活血散结，消肿止痛。治脓耳。

黄柏汤

【用药】黄柏 30 克。

【用法】加水 250 毫升，慢火煎 30 分钟，去渣，浓缩至 20 毫升备用。先用过氧化氢将患者耳内脓液洗净，拭干后滴入上药，每次 2~3 滴，每日 3 次。

【功用】清热燥湿。治急、慢性脓耳。

蒲公英汁

【用药】鲜蒲公英全草适量。

【用法】洗净后捣烂取汁，每次滴入耳内 1~2 滴，每日 3 次。

【功用】清热解毒。治急、慢性化脓性中耳炎。

海螵蛸散

【用药】海螵蛸适量。

【用法】将其洗净，然后晒夜露至无腥味而干燥时，研为细末，取 2~3 克加适量麻油调成糊状备用。用时先用生理盐水棉球洗涤耳内脓液，擦干后将油糊滴入耳内 2~3 滴，每日 1~2 次。1 周为一疗程。

【功用】收涩敛疮。可治疗中耳炎。

黄连液

【用药】生黄连 10 克。

【用法】加水约 100 毫升，文火煎至 25 毫升，去渣澄清，倒入事先洗净的空眼药水瓶内，即成 40% 黄连滴耳液。每次取 3~4 滴滴入耳内，每日 3 次。

【功用】清热燥湿，泻火解毒。治中耳炎。

睑腺炎

　　睑腺炎是细菌侵入睫毛囊及其皮脂腺后引起的急性化脓性炎症。临床表现为局部眼睑红肿、硬结、压痛。本病属中医学"针眼"范畴。

草决明汤

【用药】草决明 30 克（小儿酌减）。

【用法】加水 1000 毫升，煎至 400 毫升，一次服下，日 1 剂。

【功用】疏风清热，清肝明目。治睑腺炎。

黄连乳汁

【用药】黄连 15 克。

【用法】把黄连放入瓶内，然后将乳汁挤入，以浸没药物为度，浸泡 1 天，滤出乳汁，点涂患处，每天 3~4 次。

【功用】清热燥湿，泻火解毒。治睑腺炎。

鱼腥草鸡蛋方

【用药】鱼腥草 1 根。

【用法】鸡蛋 1 个，在其顶端开一小孔，把鱼腥草塞鸡蛋内封闭蒸服，每日 2 次。

【功用】清热解毒。治睑腺炎。

白菊花方

【用药】白菊花 15 克。

【用法】头煎内服，2 煎洗眼，每日 2 剂，分早、晚用。

【功用】疏风清热，清肝明目。治睑腺炎。

吴茱萸散

【用药】吴茱萸适量。

【用法】研细末，取适量用水调成糊状，敷双足心（涌泉穴），晚贴晨取。

【功用】引热下行。治睑腺炎。

生大黄方

【用药】生大黄 1 大片。

【用法】用热水泡软，临睡前贴于眼皮上，外敷纱布，以胶布固定，次晨除去。

【功用】清热解毒。治睑腺炎。

蜂蜜方

【用药】蜂蜜适量。

【用法】取蜂蜜少许，滴于患处。

【功用】清热解毒。治睑腺炎。

鸭跖草方

【用药】新鲜鸭跖草约 3 厘米长一段。

【用法】洗净，呈 45 度角置于酒精灯（或矿烛）火上燃烧上段草茎，即可见下段有水珠泡沫液体滴出，将此液体涂于患处及其周围，每日 3~5 次。涂药后，患者有舒适感，一般 2 天可痊愈。

【功用】疏风清热，清肝明目。治睑腺炎。

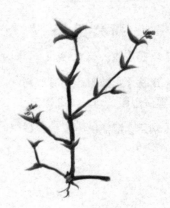

鸭跖草

急性结膜炎

　　急性结膜炎是眼结膜的急性炎症，由细菌或病毒所引起。临床表现为结膜充血，灼烧刺痛，有异物感，轻度畏光，流泪，眼分泌物呈脓性，严重者可带血色。本病属中医学"天行赤眼"范畴。

黄连乳汁

【用药】黄连适量。

【用法】用人乳浸泡，取汁滴入眼内。

【功用】清热泻火。治急性眼结膜炎。

黄连散

【用药】黄连适量。

【用法】研为细末，加水调成稠糊状，敷于足心。

【功用】清热解毒，引热下行。治急性结膜炎目赤、涩痛、流泪。

蒲公英汤

【用药】蒲公英 60 克。

【用法】水煎服。同时取药汁熏洗患眼，每日 2~3 次。

【功用】清热解毒。治急性眼结膜炎。

龙胆草散

【用药】龙胆草适量。

【用法】研末，每次 1~2 克，微盐冷开水空腹吞下。

【功用】清肝明目。治急性眼结膜炎。

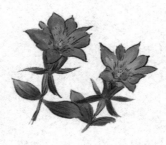

龙胆草

番泻叶茶

【用药】番泻叶 5 克。

【用法】用沸水浸泡代茶饮，轻泻为度。

【功用】清热泻下。治急性眼结膜炎。

夏枯草洗剂

【用药】夏枯草全草 10 克。

【用法】开水冲泡，澄清后洗眼。

【功用】清肝明目。治急性眼结膜炎。

秦皮汤

【用药】秦皮 250 克。

【用法】加水 500 毫升，分煎 2 次，合 2 次药液，再熬成 250 毫升，用滤纸过滤。将滤液注入空眼药瓶内，每支 10 毫升，滴眼。

【功用】清热解毒，清肝明目。治眼结膜炎。